AF337348

Alphonse Hue

MAGNÉTISME curatif

I

MANUEL TECHNIQUE

Vade-Mecum de l'Étudiant Magnétiseur

(3ᵉ ÉDITION)

PARIS
CHAMUEL, ÉDITEUR
5, RUE DE SAVOIE, 5

1900
Tous droits réservés

Magnétisme curatif

DU MÊME AUTEUR

MANUELS TECHNIQUES MILITAIRES :

(Autorisés par le ministre dans les régiments et les écoles de cavalerie)

1° **Manuel de l'adjudant-major** pour le tracé des lignes. Paris, Dumaine, 1862.

2° **Manuel des évolutions de régiment.** Paris, Dumaine, 1863.

3° **Instruction pratique** pour donner la leçon sur le terrain :

Ecole du cavalier à pied et à chev. (pour chaque arme.
Ecole du peloton à pied et à chev. { cuiras., dragons, lanciers,
Ecole de l'escadron à pied et à chev. (chasseurs et carabiniers.
                              Paris, Dumaine, 1863.

4° **Etudes comparatives sur les cavaleries étrangères.** Dumaine, 1862.

5° **A propos de la réorganisation de l'armée.** Principes de gymnastique appliqués aux assouplissements du cavalier militaire. Paris, Dumaine, 1867.

(Les assouplissements ont été appliqués dans la cavalerie par décision ministérielle le 1er mai 1868).

ESSAIS PHYSIOLOGIQUES ET PSYCHOLOGIQUES :

1° **La main,** Angers, Lemesle, 1871.

2° **Le nez,** *L'être dévoilé par sa forme,* Angers, E. Barassé, 1872.

3° **La vie et la santé** *ou la médecine est-elle une science?* Paris, A. Ghio, 1882.

4° **La main du général Boulanger,** Paris, E. Dentu, 1889.

5° **Magnétisme curatif.** *Psycho-Physiologie,* phénomènes provoqués, somnambulisme, hypnotisme.

SOUS PRESSE :

Magnétisme curatif. *Pathologie-thérapeutique.* Essai de Synthèse dynamique basée sur les lois de physique générale.

Alphonse Bué

MAGNÉTISME curatif

MANUEL TECHNIQUE

Vade-Mecum de l'Étudiant Magnétiseur

I

(3ᵉ ÉDITION)

PARIS

CHAMUEL, ÉDITEUR

5, RUE DE SAVOIE, 5

1899

PRÉFACE

C'est dans la pensée de vulgariser le moyen le plus simple de guérir et dans le but d'en propager les applications que j'ai écrit ce livre.

Il est destiné, comme son titre l'indique, à mettre dans toutes les mains un abrégé des procédés magnétiques, présentant ce qu'il y a d'essentiel dans les nombreux traités publiés sur cette matière.

Fruit d'une étude attentive des maîtres, et d'une expérience personnelle acquise par vingt années de pratique, ce guide s'adresse à tous les hommes de bonne volonté désireux d'essayer par eux-mêmes d'alléger les souffrances de leurs semblables.

Il s'adresse surtout aux pères et aux mères de famille, qui, dans cette instruction formulée en termes aussi précis que possible, trouveront, par l'application de procédés très simples, un moyen naturel d'entretenir, *sans aucune médication*, le développement normal de leurs enfants, ce qui leur permettra d'éviter les déviations de croissance si désastreuses dans leurs conséquences, de combattre tout symptôme morbide à mesure qu'il se présente, et de maintenir ainsi en permanence à leur foyer, « *ce précieux élément constitutif du bonheur* » : LA SANTÉ !

L'étude du magnétisme comporte trois degrés distincts : 1° les procédés pratiques ; 2° les considérations psycho-physiologiques ; 3° les applications thérapeutiques. C'est ainsi que j'ai cru devoir diviser cette étude pour la présenter au public dans une progression logique susceptible d'éviter toute espèce de confusion.

LA PREMIÈRE PARTIE, sous le titre de *Manuel technique*, que nous publions aujourd'hui comprend l'énumération et l'explication des procédés pratiques : c'est le premier degré d'instruction, très suffisant à tout *apprenti* magnétiseur. Mais, pour devenir *maître*, pour connaître à fond le magnétisme au point de vue théorique et pratique, il sera utile d'étudier les matières contenues dans les deux autres parties que nous nous proposons de publier très prochainement comme complément de ce manuel.

INTRODUCTION

De l'action curative du magnétisme et de la façon dont cette action peut s'exercer sur l'organisme (1).

La vie est le résultat du conflit de deux forces opposées : force centrifuge et force centripète (dispersion et condensation, élimination et résorption). — Le système nerveux, régulateur physiologique de l'organisme, entretient par sa tension normale ce double mouvement de la vie. — L'action magnétique, par son influence directe sur le système nerveux, agit dans le sens du fonctionnement vital, et, en maintenant l'équilibre fonctionnel, rétablit et conserve la santé.

On ne peut faire de la pathologie, de la matière médicale, ou de la thérapeutique, sans s'être fait d'abord une opinion sur le *Phénomène vital.*

La science n'existe qu'à la condition d'être fécondée

(1) Thèse soutenue par Me A. Bué le 24 octobre 1889, au Congrès international magnétique.

par une conception philosophique, et le praticien, à quelque école qu'il appartienne, ne peut se rendre compte de ses actes, s'il n'a d'abord posé ce problème dans son esprit et s'il ne l'a résolu !

Cette nécessité de réunir les études d'analyse sous la prédominance d'une synthèse ressort de l'histoire même des doctrines médicales, et l'on peut dire que cette histoire se résume dans l'antagonisme perpétuel de deux principes : *Spiritualisme et Matérialisme*, selon qu'on a cru devoir accorder la prééminence à l'*Impondérable* ou au *Pondérable*, à l'*Esprit* ou à la *Matière*.

Aujourd'hui encore cette lutte continue ; l'école officielle, en faisant une trop large part à la constitution organique et à l'influence des milieux, sacrifie absolument aux agents *physico-chimiques* l'influx vital, dont les vitalistes, dans leur empressement à réagir contre les théories matérialistes, avaient fait, bien à tort aussi, le *deus ex machinâ* de leurs conceptions.

Malheureusement porté à verser dans les extrèmes, l'esprit humain s'est étroitement confiné dans des spécialisations stériles, en n'admettant que *l'expérimentation* pure, ou bien il s'est perdu dans les méandres d'une *métaphysique* nuageuse, s'appuyant exclusivement sur des données hypothétiques.

Emportés par l'ardeur de notre imagination, nous n'avons, en général, ni la sagesse, ni la prudence de nous arrêter à un moyen terme, et nous sommes exclusifs par nature.

Profondément impressionnés par l'étrangeté troublante des phénomènes de l'univers, ou nous nous laissons emporter vers les régions du rêve, ou, sceptiques par raison, nous nous efforçons de réagir contre ces écarts en nous astreignant à tout matérialiser et à n'admettre que ce qui tombe sous nos sens.

Ce dernier excès, dans nos jugements, a toujours primé l'autre, et voici comment après tant de siècles écoulés le vieux dicton de l'antique philosophie péripatéticienne: *Nihil est intellectu quod prius non fuit in sensu*, est encore le mot d'ordre de l'école scientifique moderne.

C'est là le véritable écueil contre lequel est venu et viendra sans cesse se briser l'esprit humain, toutes les fois qu'il a essayé ou qu'il essaiera d'aborder l'explication des phénomènes de la nature.

S'en référer uniquement à nos sens pour juger ce qui nous entoure, c'est non-seulement rétrécir volontairement le cercle de nos perceptions, mais c'est aussi surtout nous créer une source intarissable d'erreurs.

Que de choses, en effet, existent en dehors de nos sens! Quelles innombrables combinaisons de formes et de forces leur échappent! Et par hasard, lorsque quelques-unes de ces métamorphoses tombent dans le rayonnement de nos perceptions en passant par nos instruments sensoriels, quelles précautions ne nous faut-il pas prendre pour ne pas être dupes des apparences?

A chaque instant, dans la nature, quelque phénomène nous en fournit la preuve: nous déplaçons-nous avec une vitesse quelconque, soit en chemin de fer, soit en ballon, l'illusion de nos sens nous montre tous les objets se mouvant autour de nous, tandis que nous avons la sensation d'être immobiles.

Les jeux de la perspective ne nous montrent-ils pas les objets se rapprochant les uns des autres à mesure que nous nous éloignons d'eux ! L'homme, enfin, n'a-t-il pas commencé par considérer la terre comme le pivot de l'univers ; et, dupe de ses sens, n'a-t-il pas affirmé que les innombrables feux allumés dans les profondeurs infinies de l'espace tournaient autour de son globe infime !

Pour revenir à la réalité, pour voir les choses sous leur véritable aspect, il nous a fallu, il nous faut encore tous les jours faire un sensible effort, et faire appel à certaine évolution cérébrale, tout spécialement préposée au redressement de nos perceptions sensorielles, comme certains organes du cerveau, du reste, ont mission eux-mêmes de redresser l'image renversée que reçoit notre rétine par le mécanisme de la vision.

Cette évolution cérébrale, qu'à bon escient on peut considérer comme un *sixième sens* chargé de synthétiser les impressions perçues par les *cinq* autres, est ce qu'on est convenu d'appeler l'*abstraction;* et il faut bien se pénétrer de ce fait, c'est qu'aucun jugement précis ne peut être porté sans l'aide et le contrôle du *sens abstractif.*

Si donc nous voulons trouver un terrain de conciliation, sur lequel les deux partis ennemis, qui ne cessent d'échanger les épithètes malsonnantes de *matérialiste* et de *songe creux,* puissent venir traiter et se tendre la main, il faut absolument faire une part égale à *l'observation directe* et à *l'abstraction,* à *l'expérimentation pure* et à *l'idée métaphysique.* En un mot, il faut par un trait d'union lier l'*Objectif* au *Subjectif.*

C'est ainsi seulement, qu'on pourra donner des bases

solides à la physiologie et à la thérapeutique, établir les rapports de réciprocité organique par lesquels les propriétés des corps vivants se manifestent à nous, et se faire une idée juste de ce qu'on appelle *le phénomène vital.*

Les mots *rie, mort, santé, maladie,* n'ont, d'ailleurs, pour nous, aucune réalité *objective*; ce sont des expressions qui nous sont utiles pour la commodité du langage; mais ces *abstractions* nous permettent d'établir le rapport d'un mouvement à sa cause et c'est ainsi que nous pouvons, dans une certaine mesure, pénétrer les *mystères de la vie!...*

Partant de ce point de vue, nous pouvons dire (et en cela nous sommes d'accord avec nos maîtres en physiologie) que la vie nous apparaît tout d'abord comme le résultat d'une collaboration étroite entre deux facteurs absolument solidaires, également impuissants l'un sans l'autre et en dehors de l'union desquels toute expansion vitale s'arrête (1).

Ces deux facteurs sont, d'une part, *la force vitale* ou initiale de l'être; d'autre part, la force *physico-chimique* des milieux et de la matière.

D'un autre côté, nous voyons que la vie ne subsiste que par l'enchaînement de deux ordres de phénomènes indivisiblement unis :

1º Les phénomènes *fonctionnels* ou de *dépense vitale* par lesquels s'use la matière vivante dans les organes *en fonction;*

(1) Claude Bernard : *Phénomènes de la vie.*

2° Les phénomènes *plastiques* ou *d'organisation nutritive* par lesquels se forment les réserves de nutrition et se régénèrent les tissus dans les organes *en repos.*

La vie en procédant ainsi par *éliminations* et *résorptions* successives, s'entretient donc par un double mouvement de *rayonnement* et *d'attraction* dont l'alternance obéit régulièrement aux forces *centrifuges* et *centripètes.*

Tel le balancier d'un chronomètre, par ses oscillations à droite et à gauche de la verticale, quitte sans cesse le point d'équilibre et y est incessamment ramené, formant une équilibration instable, à chaque battement obtenue à chaque battement détruite : telle la vie se présente à nous comme l'image d'un équilibre oscillatoire produit par un travail incessant de *désassimilation* et *d'assimilation.*

La santé, que dis-je, l'intégrité de la vie tout entière tient à la régularité absolue de ce double mouvement, comme la correction du tic-tac du chronomètre est l'indice certain de la perfection de son réglage.

Comment donc l'équilibre entre *l'élimination* et la *résorption*, entre ces deux ordres de faits inverses si indispensables à l'expression du phénomène vital, est-il assuré ?

Quel est, en un mot, le régulateur de la vie ?

Ici intervient le troisième facteur, complétant l'admirable *triplicité* qui constitue l'unité synthétique de l'organisme humain.

Ce troisième facteur, c'est le système nerveux ! A l'instar du grand ressort du chronomètre, dont nous parlions tout à l'heure, il forme le rouage de compensation entre les gains et les pertes de l'économie. C'est lui qui, dans les profondeurs silencieuses de la vie végétative qui se dérobe à nos regards, a mission d'équilibrer le mouvement de reconstitution organique avec les bruyantes manifestations de ces combustions fonctionnelles qui sont l'expression extérieure de la vie !

Précieux agent thermique, c'est lui qui maintient la chaleur animale à son degré normal (1) , et qui, par les rapports anatomiques existant entre les deux grands appareils vitaux, le *système nerveux cérébro-spinal* et le *système nerveux du grand sympathique*, établit cet échange constant d'actions et de réactions entre la vie animale et la vie végétative par l'interposition d'une série de couples nerveux unissant les facultés de l'âme aux facultés végétatives, ainsi que les deux pôles d'un aimant sont unis entre eux par son axe (2).

C'est lui qui unit la *Force* à la *Matière*, par un principe d'asservissement réciproque, gradué, tonalisé. C'est lui, enfin, qui règle d'une façon absolue par son *état de tension* le diapason de la *tonalité vivante*.

Que cet asservissement réciproque et dûment tonalisé de la *Force* et de la *Matière* vienne à se rompre ; qu'il y ait prédominance de l'un des antagonismes; que le système nerveux n'impose plus son action modératrice, instantanément l'équilibre *tonal* se rompt, les fonctions *d'élimination* s'enrayent, les *métamorphoses nutritives* sont

(1) Claude Bernard.
(2) Philips : *Electro-Dynamisme vital.*

suspendues ou troublées, et l'acte pathologique apparaît :
c'est *la Maladie !*...

La maladie n'est donc en réalité qu'une tension organique déplacée et indûment accumulée sur un point ; du plus
au moins, ou c'est une simple *migration de tension*, ou
c'est une *rupture de tonalisation*.

La destruction de la tonalité, avec impossibilité de retour au degré de tension normale : c'est *la Mort !*...

En présentant le système nerveux comme le *grand
régulateur physiologique* des organismes vivants (ainsi
que l'appelle lui-même Claude Bernard), nous avons trouvé
le véritable véhicule du double mouvement *centripète* et
centrifuge de la vie ; et par suite nous pouvons nous expliquer les étroites relations qui existent dans l'homme
entre son *physique* et son *moral.*

Nous sommes constamment en butte, en effet, aux excitations parties des centres et aux impressions venues du
dehors, et nous pouvons, en quelque sorte, classer nos passions et nos maladies en *centrifuges* et *centripètes.*

L'intégrité de notre équilibre tonal peut donc être atta-
quée et troublée de deux façons : soit par la réaction du
physique sur le moral, soit par la réaction du moral sur
le physique ; et l'impression mentale, quelque insaisissable
qu'elle soit, est souvent l'agent morbifère le plus prompt,
le plus irrésistible et le plus fatal.

La peur, la colère, l'indignation, le chagrin peuvent à
tout jamais troubler l'équilibre de notre tonalité ; et le
choc d'une pensée violente peut aussi bien rompre ins-

tantanément les liens de la vie, qu'un simple trouble matériel de nos organes digestifs peut annihiler les sentiments de notre âme et enchaîner notre libre arbitre.

De quelque côté que vienne l'obstacle, du moment que la relation étroite qui doit exister entre la *Force libre* et la *Matière spécifiée* est troublée, du moment qu'il n'y a plus égalité parfaite entre l'action *centrifuge* et l'action *centripète*, il y a destruction d'équilibre et par suite tendance imminente à la suspension et à la cessation du phénomène vital.

Pour que les battements du balancier du chronomètre se maintiennent réguliers, pour que le mécanisme de l'appareil fonctionne sans temps d'arrêt, il faut qu'il y ait une juste proportionnalité dans l'antagonisme des deux forces qui l'actionnent, car la loi fondamentale de la rencontre des forces dans la nature est la *Limitation*.

Tout le secret des organismes vivants est donc dans la juste LIMITATION DE LA FORCE INITIALE DE L'ÊTRE par les FORCES EXTÉRIEURES, et l'accomplissement correct du phénomène vital réside dans la juste *limitation* de la FORCE VITALE par les forces PHYSICO-CHIMIQUES sous l'influence régulatrice et prépondérante du système nerveux maintenu avec soin à *sa tension normale*.

En un mot, la vie est la conséquence de l'antagonisme de ces deux puissances, antagonisme qui, en entretenant le double mouvement d'expansion et de rétraction, de *dispersion centrifuge* et de *condensation centripète*, détruit incessamment un équilibre sans cesse renouvelé, et maintient ainsi l'état constant de la *tonalisation*, qui est la forme arrêtée par la nature pour enchaîner l'antagonisme de la *Force* et de *la Matière* dans un but synthétique (1).

Si donc c'est dans le réseau nerveux que s'opère la rencontre des deux forces antagonistes, qui, par leur mouvement centrifuge et centripète, forment le double battement de la vie ; si c'est en lui et par lui que s'effectue la *juste limitation* de la force initiale de l'être par les forces externes ; si c'est par l'entremise du système nerveux que nous percevons les excitations parties des centres vitaux et les impressions venues du dehors ; si, en un mot (de l'aveu même de nos plus éminents physiologistes modernes), le système nerveux est le *grand régulateur physiologique* des organismes vivants, il n'est point douteux que si l'on arrive à trouver le moyen d'actionner directement le système nerveux de manière à le ramener à sa *tension normale* lorsqu'il s'en écarte, il n'est pas douteux, disons-nous, qu'on aura incontestablement en sa possession le plus sûr, le plus puissant et le plus efficace des agents thérapeutiques.

Cette confirmation, nous la tenons de la bouche même de celui de nos physiologistes que nous considérons à juste titre comme le plus autorisé à conclure en cette matière.

Dans ses remarquables leçons sur la *Chaleur animale,* Claude Bernard, en effet, après avoir exposé la méthode réfrigérante employée pour juger les fièvres graves ; après avoir démontré que, en dehors des dangers que présente l'emploi des *antipyrétiques,* l'action de ces spéci-

____

(1) Louis Lucas : *Médecine nouvelle.*

fiqués sur l'organisme n'a rien de certain ni de scien-
tifiquement acceptable ; après avoir expliqué enfin avec
cette admirable clarté qui le caractérise, l'influence prépondérante absolue du système nerveux dans l'accomplissement des phénomènes vitaux, Claude Bernard s'exprime ainsi :

« Dans ces circonstances, l'action thérapeutique la
« plus rationnelle, la seule indiquée physiologiquement,
« serait évidemment celle qui s'adresserait directement
« au système nerveux ; mais dans l'état actuel de nos
« connaissances, cette action nous est impossible (1) ! »

A cet aveu d'impuissance du savant professeur du col-
lège de France, nous, humbles ouvriers de la pensée, qui
avons cherché la solution du problème, nous pouvons répondre :

« Cette action thérapeutique, que vous croyez impossible, nous la connaissons !
« Nous la tenons dans nos mains, et nous nous en
« servons !
« Par un labeur persévérant et tenace, nous en avons
« étudié le jeu, constaté l'efficacité, admiré la puissance !
« Cet agent merveilleux, dont vous n'avez connu ni
« pressenti l'existence, est aussi vieux que le monde !
« C'est une de ces admirables forces de la nature mise
« à la disposition de tous, du plus ignorant comme du
« plus savant, du plus humble comme du plus puissant.

(1) Claude Bernard : *Leçons sur la chaleur animale.* p. 447.

« C'est l'agent thérapeutique universel qui nous ar-
« rive des profondeurs de l'infini et qui émerge des sources
« mêmes de la vie, comme la chaleur, l'électricité et la lu-
« mière !

« C'est le magnétisme ! »

Je sais bien qu'on conteste aux magnétiseurs l'influence
bienfaisante qu'ils prétendent exercer par leurs *impositions* et par leurs *passes;* je sais bien qu'on va même
jusqu' à nier la possibilité d'une transmission nerveuse
d'organisme à organisme. Mais les faits sont là, nombreux, indiscutables ; et vraiment il ne peut y avoir de
doute que pour ceux qui ne veulent pas voir !

On peut, du reste, répondre aux adversaires du mesmérisme en se servant de leur propre argumentation.
Ne disent-ils pas (et c'est un fait reconnu, d'ailleurs, par
la doctrine hippocratique) que « *lorsqu'une cause nuisible vient à léser une partie du corps ou à troubler le
jeu d'une fonction, il se produit aussitôt dans la partie intéressée, et même dans tout l'organisme, une série
d'actes qui ont pour effet ou pour tendance de réparer
la lésion et de rétablir le fonctionnement* (1) ? »

Or, s'il est vrai que la nature (*natura medicatrix,*
comme l'appelle Hippocrate lui-même) a une tendance
irrésistible à reprendre d'elle-même son équilibre momentanément rompu ; si, d'autre part, nos maîtres en
physiologie admettent (ce qui ressort de leurs écrits) que
« *le système nerveux, par ses extrémités périphé-*

____

(1) Docteur Bouchard, professeur de pathologie.

riques, puise sans cesse dans la radiation solaire des éléments de force qu'il transmet aux organes, suivant les besoins de la métamorphose organique (1) », est-il donc si illogique d'admettre que le système nerveux mis en contact avec un autre appareil identique à lui-même, mais mieux équilibré, puisse arriver a doubler son activité fonctionnelle, et, par une sorte de *transfusion nerveuse* puisse apporter aux centres vitaux, momentanément désemparés, les éléments de régénération organique qui leur font défaut, *aidant ainsi la vie à poursuivre plus activement l'objet que la loi de vitalité lui impose ?*

C'est là de la *physique pure*, et tous les jours nous touchons du doigt ce phénomène dans un ordre hiérarchique moins élevé, alors qu'au lieu de deux organismes vivants nous mettons en contact deux piles électriques.

Si, malgré sa très grande simplicité, cette interprétation des phénomènes magnétiques ne saute pas aux yeux de tous comme l'expression de la vérité, c'est que, suivant en cela les vieilles traditions, les esprits prévenus continuent à juger le magnétisme comme se rapprochant plus des sciences occultes que de la science positive.

Nos savants eux-mêmes contribuent grandement à propager cette erreur en mettant à l'actif du magnétisme les tours de *passe-passe* des représentations foraines, les possessions démoniaques du moyen âge et les pratiques

______
(1) Dr Bouchard.

bizarres des Derviches tourneurs ou des Aïa-Oussas, et en proclamant *qu'ils viennent faire justice de ces sots préjugés et dissiper les épaisses ténèbres qui naguère encore enveloppaient la question troublante du magnétisme animal* (1).

« Le mot « magnétisme, » disent-ils, ne doit plus effaroucher personne ; ce qu'il désigne a vécu et n'appartient plus désormais qu'à l'histoire! »

Et faisant table rase du passé, biffant d'un trait de plume le mot *magnétisme* qui les gêne, ils ont instauré une nouvelle chose qu'ils ont baptisée d'un nouveau nom « *hypnotisme,* » ne retenant dans leur pratique que les procédés artificiels et violents dont tout magnétiste consciencieux et honnête a toujours considéré l'application comme dangereuse ou inutile.

Ils ont mis en lumière ce qu'il fallait laisser dans l'ombre; ils se sont spécialement attachés aux phénomènes insolites produits sur l'organisme humain par le somnambulisme, la suggestion, la léthargie, la catalepsie et l'extase, accordant ainsi une trop grande part aux phénomènes étranges, qui égarent l'opinion publique et contribuent à voiler le caractère de grande simplicité qui fait précisément de la vertu curative du magnétisme la chose la plus belle, la plus naturelle, la plus utile et en même temps la plus accessible à tous !

Et ceux-là mêmes qui prétendent apporter le flambeau de la science dans un amas confus de grossières erreurs et éclairer la route du progrès en faisant justice de vieilles

____

(1) Dr Cullerre : *Magnétisme et hypnotisme.*

hérésies sont précisément tombés dans les pires travers de ceux qu'ils critiquent et condamnent, obéissant en cela à la propension que nous avons tous à ne juger les choses que par nos sens et à l'habitude que nous avons contractée de nous en référer toujours à des perceptions insuffisamment contrôlées par le *sens abstractif.*

C'est ainsi que les forces de la nature nous échappent lorsqu'elles sont à l'état de stabilité et d'équilibre et que nous ne les percevons qu'en voie de mutation et de déplacement; l'électricité, cette puissance fécondante à laquelle est dévolue une si grande part de l'œuvre régénératrice universelle, n'eût probablement jamais été pressentie par l'homme si elle ne se fût fait connaître à lui par un phénomène de choc, et c'est par la foudre qui désorganise et qui détruit que s'est manifestée cette source de vie. Il en est ainsi de toutes les forces hiérarchisées qui évoluent autour de nous; plus ces forces se rapprochent du groupement et de l'équilibre, plus elles échappent à nos sens, et plus grande attention il nous faut pour en constater l'existence et en étudier le fonctionnement; et si (nous reportant à l'image du chronomètre dont nous nous servions tout à l'heure afin de mieux asseoir notre pensée par une comparaison tangible) nous considérons les trois aiguilles du cadran, nous conviendrons facilement que le mouvement de la grande cursive, qui, par des successions de chocs rapides, marque la division des secondes, est saisi par l'œil le plus inattentif et le moins expérimenté, tandis que le rôle des aiguilles qui marquent les minutes et les heures n'est compris qu'à la suite d'une attention plus patiente et plus soutenue.

Il n'est donc pas surprenant que dans l'ordre des phénomènes qui nous occupent ici, ce soient les phénomènes de *migrations provoquées* qui aient tout d'abord attiré l'attention des expérimentateurs en frappant leurs sens; et voilà comment les observateurs impatients ou superficiels n'ont vu et ne continuent à voir, dans le magnétisme, que les phénomènes de choc.

Ils connaissent la force magnétique dans ses mouvements de *déséquilibration*, de *dispersion improductive*; ils l'ignorent dans son mouvement de *tonalisation* et de *concentration régénératrice*. Ils la suivent dans l'excentricité de ses écarts, alors qu'elle est déséquilibrée; ils ne la soupçonnent pas dans l'admirable jeu de *sa tension normale*.

Voilà, si je ne me trompe, la clef de l'ignorance des uns et de la mauvaise appréciation des autres, causes inévitables de l'interprétation erronée de la plupart des phénomènes magnétiques.

En magnétisme, comme en toutes choses, c'est la portée de notre vue philosophique, aidée d'une observation patiente et soutenue, qui nous classe.

Dans la science, il y a des myopes et des presbytes; il y a des gens qui ne perçoivent que le mouvement de l'aiguille des secondes du chronomètre.

Ceux-là ne saisissent que les manifestations bruyantes des migrations du mouvement.

Quant aux mystérieuses métamorphoses, dues aux *forces équilibrées*, qui accomplissent silencieusement leur œuvre régénératrice au sein même des corps, elles leur échappent absolument!!.....

Concluons donc, et disons :

Le phénomène vital est le résultat de la collaboration étroite de trois facteurs qui constituent par leur ensemble la triplicité vivante de l'organisme ; le mouvement de la vie réside dans l'enchaînement de deux phénomènes indissolublement unis dans une action inverse et constante, *destruction, renaissance*, sous l'influence régulatrice d'une tension équilibrée ; et le système nerveux est précisément le régulateur physiologique chargé de maintenir cette tension normale dans l'organisme.

S'il en est ainsi, il est incontestable que l'agent thérapeutique qui agira directement sur le système nerveux dans le sens du fonctionnement vital réglera sûrement les phénomènes fonctionnels, entretiendra et activera les métamorphoses organiques, et présidera ainsi souverainement au maintien de la *tonalité vivante* ou à sa reconstitution quand elle sera déséquilibrée.

Or, quelle que soit la diversité des opinions émises sur l'action magnétique, comme cette action se résume en somme en une sorte de transmission de force par le réseau nerveux, que cette transfusion nerveuse est un fait certain, facilement vérifiable par l'expérience, que cette transfusion s'obtient par les procédés les plus simples dont une pratique journalière montre l'efficacité, nous nous croyons autorisé à présenter le magnétisme comme le plus sûr moyen d'entretenir l'équilibre vital et de guérir les affections morbides les plus rebelles.

Seulement, tant que ces problèmes complexes ne seront pas mieux élucidés, restons prudemment dans les applications pratiques d'une force dont les évolutions nous sont encore insuffisamment connues, gardons-nous de la mise en scène bruyante de phénomènes mal étudiés, évitons l'abus de ces expériences de *suggestion* et de *sommeil provoqué* qui, en donnant au magnétisme une couleur diabolique ou mystique, troublent et inquiètent les consciences; renfermons-nous dans la partie vraiment utile du magnétisme, son application à la guérison des maladies.

C'est là, selon nous, le seul et unique but que l'on doive poursuivre dans l'emploi du magnétisme.

MAGNÉTISME CURATIF

MANUEL TECHNIQUE

CHAPITRE I

Principes fondamentaux

Unité de plan de la nature. — Une seule *force*. — Une seule *vie*. — Une seule *santé*. — Une seule *maladie*. — Un seul *remède*. — La force principe engendre *des courants*. — Leur marche et leur action. — Faculté *radiante* de l'homme. — Son action sur les courants et consécutivement sur tous les corps de la nature.

1. — Mesmer, fondateur de la doctrine à laquelle il a donné son nom, s'appuyant sur les idées de Descartes et de Newton, admettait en principe un courant universel

Note de l'auteur. — Notre objectif étant de rester ici exclusivement sur le terrain de la pratique, nous avons laissé de côté toute considération historique ou théorique pouvant nous écarter du sujet. Nous nous bornons à donner un exposé succinct des principes généraux formant la base du mesmérisme, principes qui sont en accord avec l'expérimentation, et dont la discussion trouvera sa place dans les deux autres parties de l'ouvrage que nous nous proposons de publier prochainement.

qui pénètre et embrasse tout dans un mouvement alternatif et perpétuel, ressemblant au flux et au reflux de la mer.

C'est à ce mouvement alternatif universel qu'il attribuait la formation des corps, les influences astrales et l'influence mutuelle que tous les corps de la nature exercent les uns sur les autres.

2. — Tel est son point de départ : tout est simple, tout est uniforme, tout se tient ; la nature produit ses plus grands effets avec le moins de dépense possible ; elle ajoute unité à unité ; il n'y a qu'une *vie*, qu'une *santé*, qu'une *maladie*, et par conséquent qu'un *remède*.

3. — L'homme est en état de santé quand toutes les parties dont il est composé ont la faculté d'exercer les fonctions qu'elles sont destinées à remplir ; si dans toutes les fonctions règne un ordre parfait, il y a harmonie.

4. — La maladie est l'état opposé, c'est-à-dire celui où l'harmonie est troublée.

5. — Comme l'harmonie est *une*, il n'y a qu'une santé. La santé peut être représentée par la ligne droite. La maladie serait alors l'aberration de cette ligne, aberration qui peut être plus ou moins considérable.

6. — Le remède est le moyen qui rétablit l'harmonie lorsqu'elle est troublée.

7. — Il existe un principe qui constitue et entretient l'harmonie, et ce principe est précisément celui que l'homme a reçu en partage, dès son origine, du mouvement universel dans lequel il est enclavé ; c'est ce

principe qui a déterminé la formation et le développement des organes, c'est lui qui présidera à leur entretien et à leur réparation.

Issu du mouvement universel, aux lois duquel il obéit, il influence diversement les organismes, les pénètre, et réglant le jeu de leurs éléments constitutifs (les viscères) il apparaît comme le véritable principe de vie.

8. — Sous l'impulsion de ce principe actif, des courants se forment qui suivent la continuité des corps jusqu'aux parties saillantes par lesquelles ils s'échappent.

9. — Ces courants augmentent de vitesse et de puissance quand ils sont retardés ou resserrés sur un point.

10. — Il se polarisent quand ils quittent le cercle.

11. — Ils se propagent à distance, soit par la continuité des solides, soit par l'intermédiaire des milieux, air, eau, ou éther.

12. — Ils peuvent se concentrer et se rassembler comme en des réservoirs pour se disperser ensuite.

13. — Tout ce qui est susceptible d'accélérer les courants produit une augmentation des propriétés des corps.

14. — S'il était en notre puissance d'accélérer les courants universels, nous pourrions, en augmentant l'énergie de la nature, étendre à notre gré dans tous les corps leurs propriétés ou rétablir celles qu'un accident aurait affaiblies.

15. — Mais si notre action sur les sources mêmes de la vie universelle est limitée, nous pouvons tout au moins

exercer notre puissance sur les parties constitutives de ce grand tout, et cette puissance est d'autant plus active qu'il y a entre ces parties et nous des rapports d'analogie. Ainsi, de tous les corps, celui qui peut agir avec le plus d'efficacité sur l'homme est son semblable.

16. — Cette puissance d'action réside dans la faculté d'une *émission radiante* que tout homme possède à divers degrés et qu'il peut régler ou étendre à son gré par l'exercice, de façon à actionner de près ou de loin les corps inertes ou vivants.

17. — Ce phénomène *d'émission radiante* est un fait acquis depuis longtemps à la science : Faraday et Crookes ont donné à un état particulier de la matière le nom de *matière radiante.* En physique on admet les radiations *calorifiques, chimiques, électriques* et *lumineuses ;* il y a également des radiations *magnétiques* ou *neuriques.*

La force neurique, dans son essence et son action, présente certaines analogies frappantes avec la chaleur, la lumière, l'électricité et le magnétisme. Cette force existe dans le corps de l'homme sous deux états: 1° à l'état *statique,* 2° à l'état *dynamique,* comprenant une *circulation intérieure* le long des fibres nerveuses et un *rayonnement* ou expansion au dehors. Elle émane spécialement du corps par les *yeux, l'extrémité des doigts et la bouche.* Les propriétés intrinsèques de la *force neurique rayonnante* sont des propriétés d'ordre physique analogues à celles de la chaleur, de la lumière et de l'électricité (D' A. Baréry).

On peut concevoir un agent particulier, une sorte de modification de l'électricité ou du magnétisme minéral, suivant à peu près les mêmes lois que l'électricité et tendant sans cesse à se mettre en équilibre dans les différents êtres en contact ou rapprochés les uns des autres, chacun, suivant sa constitution particulière, étant plus ou moins apte à l'attirer ou à le retenir. Tout être vivant est un véritable corps électrique, constamment imprégné de ce principe actif, mais non pas toujours en même proportion : les uns en ont plus, les autres moins; de là en partie cette différence, soit dans les tempéraments, soit dans les constitutions journalières. La mobilité perpétuelle de cet agent est une conséquence naturelle de ces variations. Dès lors on conçoit qu'il doit être poussé au dehors par les uns et attiré et repoussé avidement par les autres; que le voisinage de celui dans lequel il abonde est profitable à celui qui en manque : la cohabitation de l'enfant avec le vieillard est utile à celui-ci et nuisible à celui-là; les végétaux récents rapprochés en pépinières sont vigoureux et frais, mais, voisins d'un grand arbre, ils se dessèchent et dépérissent (DE JUSSIEU).

La vigne plantée près de l'orme y pousse avec force et l'enlace de ses branches, elle meurt près du laurier; l'aloès cherche un appui sur l'olivier, l'olivier languit auprès du chêne, le pavot voudrait être de la famille des graminées, la ciguë périt auprès de la rue (CHAMPIGNONS).

Deux hommes étant en contact ou simplement rapprochés l'un de l'autre, une action magnétique s'établit entre eux. Le plus fort cède au plus faible une partie de son principe actif (D' TESTE).

Le mesmérisme repose sur une hypothèse qui attribue à la volonté le pouvoir de chasser au delà de la périphérie du corps l'influx nerveux qu'elle pousse dans les nerfs du mou-

vement, et de diriger cette force à travers l'espace sur les êtres
vivants qu'elle se propose d'affecter. Quelques-uns des effets
mesmériques nous semblent justifier cette supposition d'une
manière absolue (D' DURAND DE GROS).

18. — Exercer dans toute sa plénitude la faculté naturelle que l'homme possède d'émettre des *radiations magnétiques,* c'est ce qu'on appelle *magnétiser.*

Est-il vrai que par une action d'essence inconnue, mais
émanant tout entière de la vitalité humaine, l'homme puisse
affecter sa propre organisation ou celle de son semblable de
manière à altérer le mode régulier de ses fonctions diverses
et à modifier leur activité à tous les degrés possibles? De tout
temps on a rapporté des faits qui répondent à cette question par l'affirmative. Cependant la nature singulière de ces
faits, leur rareté qui rendait leur constatation difficile, et,
d'autre part, les rapports intimes qui les rattachent au mys-
ticisme, avaient fourni aux savants un prétexte pour les rejeter comme des erreurs populaires entretenues par les
fraudes du charlatanisme ou par la superstition; mais aujour-
d'hui des expériences sans nombre, répétées de tous les côtés et attestées par les hommes les plus honorables et les plus
compétents, établissent la réalité de ces choses par un tel
déluge de preuves, qu'il devient puéril et ridicule de les
mettre en doute. Par la révélation qu'ils nous apportent de
tout un ordre transcendant de propriétés vitales encore igno-
rées de la science, par les applications utiles dont ces procédés se montrent susceptibles, ces faits ont une importance
sans égale pour l'anthropologie en général et spécialement
pour la physiologie et la médecine. Ils méritent donc au
plus haut degré d'être étudiés par les procédés rigoureux
de l'analyse scientifique (D' DURAND DE GROS).

CHAPITRE II

Des conditions nécessaires pour magnétiser.

Magnétisme minéral, végétal, animal et humain. -- Puissance de *volition* des êtres organisés. -- Magnétiser est une faculté naturelle. -- Développement des aptitudes : -- *Santé* : Le régime végétarien favorise la faculté radiante. -- *Calme* : Une attention soutenue et persévérante est la première condition pour magnétiser. -- *Volonté* : Exercice de la volonté comme agent de *tension*. — *Bienveillance* : Amour du bien et de ses semblables. — *Foi* : La foi est elle indispensable? — La foi fondée sur l'expérience engendre la confiance qui donne la conviction. --- *Savoir*.

10. — L'action d'émettre des radiations magnétiques est commune à tous les corps. Les minéraux, les végétaux et les animaux émettent des radiations de toutes sortes à des degrés différents.

Il existe dans les métaux une propriété particulière qui, soit par l'électricité ou le magnétisme dont elle ne serait qu'une modification, soit par toute autre cause qui nous échappe, les rend propres à exercer une action directe sur la force nerveuse, à l'attirer quand on les applique à la surface du corps, et à la répartir uniformément dans l'organisme lorsqu'ils sont donnés à l'intérieur sous une forme convenable. Cette propriété, variable pour les différents métaux et alliages, *attractive* ou *répulsive*, suivant les individus auxquels elle s'adresse, semble constituer autant d'aptitudes métalliques qu'il existe de métaux (D' Braq).

Les émanations des différentes substances de la nature, notamment celles des végétaux, sont une partie essentielle de leurs propriétés ; ces émanations opèrent diversement sur chaque individu suivant son tempérament, ou plus particulièrement sur chaque organe : les stupéfiants tels que l'opium et les solanées agissent sur le système nerveux ; la valériane et la vulvaire sur l'appareil génital, l'asperge sur les reins et la vessie (*Théophraste*, *Aristote*).

Les corps organisés peuvent, comme les corps inorganiques placés dans certaines conditions et sous certaines influences, être le siège d'une modification intime qui peut se traduire : 1° Par la *chaleur*, chaleur dite *animale*. 2° Par *l'électricité*, production d'électricité dans la torpille, le gymnote, etc. 3° Par la *lumière*, vers luisants, lucioles, et plus bas dans l'échelle animale, les noctiluques, animalcules du groupe des rhizopodes, qui sont la cause de la phosphorescence de la mer dans certaines circonstances (D' A. Baréty).

20. — Les rapports magnétiques qui, entre les corps inorganiques minéraux et végétaux, s'exercent d'une façon uniforme, mais incomplète, sont sensiblement modifiés et perfectionnés dans le règne animal par la puissance de volition qui est l'apanage des corps organisés : la volonté commande les mouvements volontaires et le principe actif les exécute (Van Helmont).

Tout le monde connaît les facultés magnétiques de certains animaux : le serpent, le crapaud, l'oiseau de proie, le chien d'arrêt, le chat, et, en général, tous les animaux chasseurs,

21. — L'homme, par la supériorité de sa puissance de volition, est plus apte que l'animal à régler, condenser et projeter ses radiations magnétiques.

Il y a un magnétisme *minéral*, un magnétisme *végétal*, un magnétisme *animal*, mais il faut soigneusement distinguer celui de l'homme de tous les autres, car le magnétisme *humain* résulte non-seulement des propriétés du corps, mais aussi des facultés de l'âme. Le magnétisme se réduisant à une simple communication de mouvement d'un individu à un autre, il y a autant de genres de magnétisme qu'il y a d'individus, chacun possédant un mode de radiations qui lui est propre (DE BRUNO).

22. — Magnétiser étant une faculté naturelle commune à chaque individu, tout le monde est apte à magnétiser, en dehors de toute considération de sexe, d'âge et de tempérament. Il ne peut y avoir que des nuances résultant du degré d'aptitudes de chacun à exercer cette faculté.

23. — Ces degrés d'aptitude tiennent à certaines conditions; pour bien magnétiser il faut *santé, calme, volonté, bienveillance, foi* et *savoir*.

Le meilleur magnétiseur est celui qui a un bon tempérament, un caractère à la fois ferme et tranquille, le germe des passions vives sans être subjugué par elles, une volonté ferme sans enthousiasme, de l'activité réunie à la patience, la faculté de concentrer son attention sans efforts, et qui en magnétisant s'occupe uniquement de ce qu'il fait (DELEUZE).

24. Santé. — L'origine et la cause des phénomènes

magnétiques étant le rayonnement vital, il n'est pas douteux que si l'opérateur n'est pas dans une disposition de santé et de force convenables, s'il est fatigué, épuisé par un excès quelconque, anémié ou maladif, il ne produira, malgré toute la bonne volonté dont il peut être animé que de faibles émissions radiantes, et par suite de fort maigres résultats. La première des conditions est donc d'avoir un bon tempérament et une bonne santé.

Il ne faut pas croire, cependant, que la puissance magnétique marche de pair avec la force musculaire; un homme solidement bâti, à carrure herculéenne, est souvent moins apte à produire des effets magnétiques qu'un homme d'apparence plus délicate, mais doué d'une constitution physique spéciale: cela provient de ce que le système nerveux joue ici un grand rôle pour *condenser* au dedans et *projeter* au dehors, et cette faculté de condensation et d'émission n'a aucun rapport avec la vigueur corporelle, qui ne saurait la suppléer.

25. — Le régime favorise considérablement cette faculté *radiante*: Il faut être sobre, s'habituer à restreindre ses besoins et à manger peu; plus on développe la fonction digestive, plus on lui donne de travail, plus on restreint la puissance neurique *condensante* et *rayonnante*, celle-ci étant en proportion inverse des fonctions végétatives.

C'est un préjugé de croire qu'une alimentation riche et forcée entretient mieux la santé, l'abus des aliments enraye au contraire tout le fonctionnement vital: « *Qui nimis alitur, non satis alitur* » qui se nourrit trop ne se nourrit pas assez.

L'abus des aliments produit la fétidité des sueurs et de l'haleine; la combustion étant imparfaite, la peau rend des acides, ainsi que la surface pulmonaire, c'est ainsi que l'alcalinité du sang peut être diminuée par l'envahissement des acides non brûlés (D' BOUCHARD).

Les pauvres sont moins souvent malades faute de nourriture que les riches ne le sont pour en prendre trop (FÉNELON).

Le *moi* est d'autant plus vivace, plus puissant, qu'il verra moins se renouveler souvent la matière qui le soutient. Les grands mangeurs activent leurs fonctions végétatives, doublent leurs éliminations et leurs excrétions; ils ont un *moi* moins conscient, moins actif et moins lucide, et le mouvement en plus qu'ils donnent aux organes industriels du corps, c'est-à-dire aux viscères, en allant frapper le cerveau, amène des hallucinations et des dérangements intellectuels; les gros mangeurs tendent à devenir hypocondriaques, inconscients, impuissants et idiots (LOUIS LUCAS).

26. — Pour développer les facultés magnétiques, le régime végétarien appliqué sans exagération et sans prévention exclusive est incontestablement le meilleur; il faut manger peu de viande, supprimer complètement l'usage des alcools et boire beaucoup d'eau pure.

Les carnivores ont la langue sale, l'haleine mauvaise, les selles irrégulières et fétides, des dérangements gastro-intestinaux fréquents, des affections cutanées habituelles, des migraines, des rhumatismes, de l'obésité ou de l'émaciation (D' BOUCHARD.)

C'est un préjugé de croire que *la chair nourrit la chair.*

MAGNÉTISME CURATIF

Le régime de la chair et du sang nuit au contraire à la beauté des formes, à l'éclat du teint, à la fraîcheur de la peau, à la souplesse et au brillant de la chevelure. Les mangeurs de viande sont plus accessibles que les végétariens aux influences épidémiques et contagieuses: les miasmes morbides et les virus trouvent un terrain merveilleusement préparé à leur développement dans les corps remplis d'humeurs et saturés de substances mal élaborées, malsaines, ou déjà à demi fermentées et décomposées. D'autre part l'usage des épices et des condiments, inséparable de l'alimentation animale, émousse peu à peu la sensibilité *olfactive* et la sensibilité *gustative*, et porte les carnivores à aiguiser leurs sens par l'usage du tabac, des alcools et des boissons fermentées (Professeur Raoux, *de Lausanne*).

Les alcools, comme les éthers, les essences et leurs dérivés, agissent profondément sur les centres nerveux en exaltant et paralysant tour à tour les fonctions psychiques et en altérant ainsi à la longue la vitalité de la moelle qui préside à la nutrition des tissus (Claude Bernard).

L'eau prise en boisson, l'eau absolument pure et simplement filtrée, est indispensable en certaines proportions pour accélérer les actes de la désassimilation et favoriser les métamorphoses organiques; elle est malheureusement bannie actuellement de la table du riche et du pauvre; personne ne boit plus aujourd'hui d'eau naturelle et cependant le manque d'eau fait que les produits de la dénutrition s'accumulent dans le sang, les conditions de l'*osmose* sont suspendues, et les produits excrémentitiels accumulés viennent vicier les tissus et les humeurs. Pour bien se porter il faut boire au moins de un litre à un litre et demi d'eau pure par vingt-quatre heures (D' Bouchard).

27. — Enfin une des conditions hygiéniques les plus importantes à suivre, c'est d'éviter avec soin tous les actes de la vie qui de loin ou de près peuvent, en affectant le physique ou le moral, amener des dépenses nerveuses assez sérieuses pour affaiblir ou tarir prématurément les sources précieuses du rayonnement vital.

> Veux-tu, sage et discret, ménager ta santé ?
> Apprends à boire peu ; plus discret et plus sage,
> *Des chaînes de Vénus* dédaigne l'esclavage !
>
> *(École de Salerne).*

> La fatigue, les maux, les chagrins, la colère,
> De tes jours dévorés abrègent la carrière !
>
> (E. de S.)

28. Calme. — Le calme est une des qualités les plus essentielles pour magnétiser.

Sans calme il n'y a ni pondération, ni équilibre, et par suite il ne peut y avoir puissance de rayonnement et régularité de transmission.

Le calme seul rend attentif, persévérant, constant, et donne cette vertu précieuse qu'on nomme la patience. Si l'on se méfie de soi, si l'on doute, si l'on est hésitant ; si l'on agit mollement et sans suite, par boutades et par à coups ; si l'on manque d'ordre et de confiance ; si l'on ne s'observe pas et qu'on observe mal son malade ; si, au lieu d'agir dans l'unique intérêt de ce dernier, on s'amuse à provoquer certains effets dans le but de satisfaire une curiosité frivole ou de tromper l'impatience qu'on éprouve, on risque de faire peu de bien ; car une attention soutenue et une persévérante confiance sont les véritables agents de toute action magnétique, et là où ces précieux éléments viennent à manquer, tous les efforts échouent.

Si le calme est la qualité journalière, la plus utile pour celui qui veut magnétiser, cette qualité devient tout à fait indispensable, dans les cas où la nature, produisant des crises, exige de l'opérateur tout le sang-froid dont il est susceptible pour aider le malade à sortir victorieusement de ces passages difficiles.

La curiosité, qui est un grand défaut dans la vie ordinaire, est un vice radical chez un magnétiseur; un curieux ne laisse jamais de repos au malade qu'il n'ait obtenu des effets qui le distraient de l'ennui qu'il éprouve de magnétiser. Aussi les personnes curieuses, instables, changeantes, irrégulières dans leurs sentiments et leurs allures, n'obtiennent-elles aucun succès curatif (AUBIN GAUTHIER).

29. Volonté. — La volonté agit puissamment dans l'action de rayonner; il faut donc développer beaucoup de volonté en magnétisant.

Il ne faut pas croire cependant, comme quelques-uns le prétendent, que la volonté fasse tout, tienne lieu de tout, et n'ait besoin d'aucun autre aide; s'il en était ainsi. il n'y aurait pas à se préoccuper des procédés, et il suffirait de faire un traité de la volonté et de ses usages; mais il n'en est pas ainsi, et nous ne devons considérer la volonté que comme l'agent interne chargé de régler, de diriger et de soutenir notre action.

Je m'explique :

J'ai une balle dans la main, j'hésite à la lancer, et au lieu de la lancer je la laisse tomber. Le défaut de ma volonté a produit le relâchement des muscles qui étreignaient la balle ; ces muscles se sont détendus, et la balle est tombée. Si je l'avais lancée elle ne serait pas partie seule, je l'eusse poussée et accompagnée de ma volonté jusqu'au but.

C'est ainsi qu'on peut comprendre comment nous retenons, laissons tomber ou dirigeons nos radiations. Quand nous ne savons pas vouloir, elles restent inactives et neutres ; elles nous échappent tout à fait sans direction voulue si nous ne savons les condenser et les retenir ; elles deviennent intenses et se tendent comme la trajectoire de la balle quand nous savons et voulons les diriger vers un but.

Tout le secret du mécanisme de la volonté, *comme agent de tension*, est là.

Notre volonté agit plus sur nous-mêmes qu'en dehors de nous ; elle produit une activité plus grande au cerveau et dans tous les plexus, de là une émission plus grande et plus d'intensité dans l'action. Plus la volonté s'exprime avec fermeté et continuité, plus l'émission se fait abondante et intense (LAFONTAINE).

Les principaux agents dont l'homme se sert en magnétisme sont *la volonté* et *l'attention*. La volonté détermine et dirige l'action, l'attention la soutient et l'accroît. Par la volonté l'homme imprime son action et la dirige là où il veut (DE BAUXO).

Sans volonté il n'y a pas d'attention; si l'attention s'écarte du but, la volonté faiblit : l'une dirige, l'autre éclaire (Aubin Gautier).

30. Bienveillance. — Tout le monde, indistinctement, peut produire des effets magnétiques, mais pour *guérir* il faut posséder un fonds inépuisable de charité et de bienveillance : il faut aimer son semblable.

L'homme bon, charitable, bienveillant, sera certainement plus calme, plus attentif, plus persévérant, plus animé de l'amour du bien, et par suite plus dévoué et plus désireux d'arriver à son but que l'indifférent ; il y a donc bien des chances pour qu'il produise des effets salutaires.

Si la bienveillance n'est pas absolument nécessaire pour agir, elle est indispensable pour être utile (Aubin Gautier).

Si, il y a un siècle, Mesmer se fût contenté d'annoncer aux savants de l'Europe *qu'une volonté* FERME *et* BIENVEILLANTE *était le remède souverain qu'il fallait seul opposer à toutes nos maladies,* l'extrême simplicité d'une pareille assertion l'eût couvert de ridicule et le magnétisme peut-être serait mort en naissant; mais l'homme intelligent qui venait de retrouver *cette vérité immense* songea de suite aux moyens de la faire accepter. Ce sont les efforts que fit Mesmer pour captiver les esprits par le mystère et l'inconnu, et certains procédés qu'il employa pour cela, qui fournirent à ses adversaires un motif pour attaquer sa manière d'agir (D' Teste).

31. Foi. — Faut-il avoir la foi pour magnétiser?

La foi n'est pas précisément une condition indispensable pour agir. L'incrédulité n'empêche pas de produire des effets magnétiques; cependant, sans une confiance absolue dans les moyens qu'on emploie et dans le but qu'on peut atteindre, la volonté flotte et l'attention se paralyse ; l'incrédule manque de persévérance et de patience, il ne possède pas ce feu sacré qui triomphe des obstacles et des difficultés, il n'a pas ce précieux élément du succès, la confiance, qui seule peut donner la foi fortifiée par l'expérience.

Prenons un exemple :

Si l'on vous dit : voici un sou ; imposez votre main tous les jours avec persévérance sur cette pièce de cuivre et bientôt votre ténacité et votre confiance seront largement récompensées : le sou sera changé en or.

Si vous n'avez confiance ni dans l'affirmation qui vous est faite ni dans la personne qui vous la donne, vous ne vous astreindrez certainement pas à un acte qui va à l'encontre de toutes les idées acquises, ou si vous vous y résignez, vous ne persévérerez pas ; et cependant, si c'est vraiment là un moyen de métamorphoser le cuivre en or, n'aurez-vous pas perdu une belle occasion de profit par votre tendance à l'incrédulité ?

Au contraire, admettons que laissant de côté toute prévention, vous vous astreigniez scrupuleusement à vérifier par l'expérience une affirmation qui choque vos préjugés, et que vous arriviez ainsi à constater la vérité du phénomène, de quelle ardeur persévérante, de quelle patience à toute épreuve ne serez-vous pas armé désormais pour renouveler le miracle à satiété.

Cet exemple s'applique bien ici à la chose : une simple imposition des mains peut enfanter des prodiges, mais qui n'a pas expérimenté et vu ne peut croire à ces merveilles ;

et tant qu'on n'a pas obtenu par soi-même ces effets surprenants, sceptique et sans foi, on reste indécis et flottant et l'on s'astreint difficilement aux pénibles lenteurs d'une opération qui demande souvent des efforts continus et une patience à toute épreuve.

On peut donc magnétiser sans avoir la foi, mais il faut avoir la foi pour faire le bien, pour rendre la santé à qui l'a perdue.

Le manque de confiance rend craintif : on craint un effet magnétique au lieu de le désirer; s'il arrive, on ne le reçoit qu'avec inquiétude; les effets imprévus saisissent d'étonnement l'incrédule et le portent à des imprudences ou à des exagérations qui n'auraient pas lieu si l'on avait pour guides la réflexion, le jugement et l'expérience (AUBIN GAUTHIER).

32. Savoir. — Le magnétisme, considéré au point de vue de l'exercice d'une faculté naturelle, est à la portée de tous; et, pour faire du bien à son semblable, il suffit de posséder un cœur simple et bienveillant; si on considère le magnétisme au point de vue des hauts problèmes de physiologie et de psychologie qu'il peut résoudre, un bon cœur ne suffit plus, il faut une grande intelligence et du savoir.

Prenons un juste milieu entre ces deux extrêmes, et disons que, pour pratiquer le magnétisme curatif avec succès, il est bon d'ajouter aux qualités que nous venons d'énumérer quelques connaissances d'anatomie et de physiologie et l'étude des meilleurs ouvrages qui ont traité du magnétisme.

33. — Enfin, avant d'entreprendre de soigner un malade

il faut bien s'examiner soi-même et réfléchir mûrement ; considérant l'objet qu'on se propose, *guérir*, comme un véritable sacerdoce, il faut prendre la résolution d'apporter dans tous ses actes la tenue la plus correcte, les intentions les plus pures, une entière discrétion, un dévouement absolu, et d'entreprendre le traitement que l'orsqu'on est assuré de le mener à bonne fin dans les conditions voulues.

CHAPITRE III

Des conditions nécessaires pour être magnétisé

Personne n'est réfractaire au magnétisme. — Des conditions nécessaires pour développer la réceptivité magnétique : *sympathie, confiance, patience.* — Influences internes et externes. — Effets du régime et des médicaments.

34. — Personne n'est réfractaire à l'influence magnétique, et de même que tout individu peut magnétiser, tout individu est *magnétisable.* Il suffit, pour profiter dans la mesure la plus large des effets salutaires du magnétisme, de se placer dans les conditions de *réceptivité* les plus favorables.

Ces conditions sont toutes de l'ordre moral : *sympathie, confiance* et *patience.*

35. Sympathie. — Le choix d'un magnétiseur est une chose plus délicate et plus importante que le choix d'un médecin. Il faut qu'il y ait entre le magnétisé et le magnétiseur, sinon une véritable sympathie, tout au moins absence complète d'antipathie : tout sentiment de gêne, de contrainte ou de répulsion étant absolument contraire à l'état de réceptivité magnétique.

36. Confiance. — Si la sympathie est indispensable, la confiance ne l'est pas moins, non pas une foi aveugle dans l'efficacité du magnétisme, mais une confiance absolue dans la personne du magnétiseur.

Un malade qui a épuisé les secours de la médecine ne vient guère à la magnétisation avec une grande confiance, et souvent le peu d'estime qu'il a pour un remède qu'il ne connaît pas déprécie ce remède à ses yeux. Tout cela n'est pas un motif pour que le magnétisme ne lui rende pas la santé. La confiance, en la chose elle-même, n'est pas indispensable pour que l'effet se produise (AUBIN GAUTHIER).

37. — Ce n'est qu'à la longue, après certains effets obtenus, que le malade peut se familiariser avec le magnétisme, dont il n'a souvent qu'une idée très vague; mais, c'est dès le premier jour qu'il doit accorder toute sa confiance au magnétiseur, car l'efficacité du traitement dépendant entièrement de la façon dont le magnétisme est administré, tout sentiment de méfiance ou de prévention aurait pour tendance d'affaiblir les bonnes dispositions de celui dont toute la vertu curative réside dans l'expansion de ses facultés radiantes.

Dites : « Je ne crois pas au magnétisme, mais j'ai confiance en vous! » Dans ces dispositions les mains les moins habiles peuvent faire des merveilles (AUBIN GAUTHIER).

38. Patience. — Après la confiance, la meilleure garantie du succès est la patience, et malheureusement la patience est la vertu qui fait le plus souvent défaut aux malades.

On veut être guéri avant d'être traité. On ne veut pas

admettre qu'une maladie invétérée ne s'en va pas comme par enchantement et qu'il faut mettre au traitement le temps nécessaire.

Si l'on ne sent rien au début, on doute et on perd confiance.

Si les douleurs surviennent ou s'accroissent, on se lamente et on s'effraie.

Parfois une amélioration immédiate, en donnant l'espoir prématuré d'une guérison prochaine, fait naître des déceptions qui mènent au découragement.

Ces alternatives de doute et d'espoir, ces impatiences, ces craintes, cette grande mobilité de sentiments ont généralement de déplorables conséquences : elles énervent le malade et démoralisent le magnétiseur ; l'un se met, par sa faute en mauvais état de réceptivité ; l'autre voit enrayer, à son grand regret, sa puissance de rayonnement, et le succès de l'opération se trouve ainsi retardé ou compromis.

39 — Il vaut mieux ne pas entreprendre un traitement si l'on n'est pas pénétré de la nécessité de s'en remettre entièrement à l'expérience du magnétiseur et de ne contrarier en rien son action.

Il faut savoir :

1° Que le temps d'une cure varie ordinairement de un à six mois et quelquefois plus ;

2° Qu'il n'y a pas lieu de perdre espoir quand on ne sent rien au début ; les effets magnétiques se manifestant parfois tardivement et la guérison survenant même souvent *sans aucun signe précurseur apparent* ;

3º Que si les troubles s'aggravent et des douleurs apparaissent, il n'y a pas lieu de s'effrayer, tout traitement présentant des alternatives inattendues et les souffrances étant la plupart du temps la preuve d'une réaction salutaire.

La douleur exprime un acte purement vital; les phénomènes de la douleur sont tellement un acte de *réaction vitale* qu'il faut qu'il y ait non seulement l'éveil de la sensibilité pour qu'elle se produise, mais encore une certaine dose de sensibilité en disponibilité; là où le réseau nerveux est torpide, anesthésique, la douleur est incapable de se développer : « *Ne souffre pas qui veut! Pour souffrir il faut sentir* » (D' Leys).

40. — Enfin, si un soulagement immédiat se produit, il ne faut pas se livrer trop tôt à l'espoir, afin d'éviter les déceptions.

41. — Le malade doit étudier avec le plus grand soin toutes les sensations qu'il éprouve, soit pendant la magnétisation, soit dans l'intervalle des séances, afin de pouvoir renseigner le magnétiseur sur tous les symptômes qu'il aura pu recueillir.

42. — Il doit bien se garder de se laisser influencer par le milieu dans lequel il vit; ne pas contrarier l'action du magnétisme en prenant à l'insu du magnétiseur des substances dont celui-ci ne pourrait ainsi ni distinguer ni prévoir les effets.

43. — Au point de vue du régime, il faut éviter les excès de tout genre, veillées, fatigues du corps et de l'esprit, émotions vives ou déprimantes, tout ce qui en un mot peut troubler l'équilibre du corps ou le repos de l'âme.

44. — Il ne faut abuser ni des ablutions ni des bains; l'action répétée des douches chaudes ou froides diminue à la longue la réceptivité magnétique en déterminant une excitation périphérique qui se transmet par les nerfs vaso-moteurs aux centres du grand sympathique.

45. — Tout agent manifestement *sédatif* ou *récrutif*, c'est-à-dire qui ralentit ou excite le mouvement vital, doit être modérément employé concurremment avec le magnétisme, de façon à n'en pas gêner l'effet.

46. — Il est important surtout de s'abstenir de tout ce qui peut tendre à détruire ou à amoindrir la sensibilité nerveuse, parfums, narcotiques et spiritueux; sous l'influence déprimante des anesthésiques ou des toxiques, la tension vitale finit par s'émousser tellement qu'il devient impossible au magnétisme de réveiller dans l'organisme une réaction quelconque.

Les personnes qui font ou qui ont fait usage immodéré de la morphine, de l'antipyrine, de l'éther, de l'opium, du chloral, du chloroforme et du sulfonal, ou qui ont été traitées longtemps par des toxiques violents, tels que l'acétanilide, la strychnine, le salycilate de soude et les variétés de bromures ou d'iodures perdent toute réceptivité magnétique et deviennent inguérissables par le magnétisme.

La quinine à hautes doses, l'atropine, le colchique, l'abus des alcools et du tabac ont les mêmes effets sur l'organisme.

CHAPITRE IV

De la mise en rapport

47. — Se mettre en rapport, c'est établir entre soi et la personne qu'on veut magnétiser une sorte d'entente préalable sympathique ayant pour objet de faire naître d'un organisme à l'autre le courant de transmission. La mise en rapport est une opération préliminaire qui précède toute magnétisation.

Dans cette opération, la personne qui magnétise, concentrant fortement sa volonté et son attention, se met dans l'état le plus favorable d'expansion radiante, et la personne magnétisée, par une détente physique et morale neutralisante, cherche, dans un état de calme et de repos passifs, à atteindre le plus haut degré de réceptivité.

48. — Pour se mettre dans l'état le plus favorable d'expansion radiante, il ne faut pas croire qu'un grand effort de contention soit nécessaire; toute contraction, au contraire, nuit à l'émission radiante qu'une grande souplesse musculaire favorise; c'est du cerveau que part l'action propulsive, et cette action, se propageant le long des cordons nerveux, doit trouver toutes les voies ouvertes sur son passage. Le *rouloir* est le véritable foyer d'action, mais il faut un *rouloir* continu, sans saccade ni projection violente, agissant d'une façon régulière et soutenue, comme agit le piston dans l'organisme mécanique d'une machine pour pousser au dehors la force motrice destinée à des applications industrielles.

Celui qui magnétise doit se considérer comme une machine physique produisant en elle-même l'agent des phénomènes ; sa volonté doit être active, il doit vouloir agir sur le magnétisé, en introduisant en lui le principe que son organisation recèle ; les bras, les mains ne doivent être regardés que comme les conducteurs de cet agent (Baron du Potet).

Le rapport se prend par *contact* ou *à distance*.

49. Rapport par contact. — Faire asseoir le malade sur un siège commode, où il soit bien à l'aise. Se placer vis-à-vis de lui, les pieds et les genoux opposés aux siens sans les toucher, assis sur un siège un peu plus élevé, une chaise légère, par exemple, qu'on puisse manier facilement.

Étendre les bras en avant, les deux mains ouvertes, la paume en l'air, de façon que le sujet y pose à plat les siennes, paumes contre paumes, les doigts se touchant dans toute leur longueur.

Garder cette position de cinq à dix minutes, en concentrant bien son attention, *sans fixation du regard* et sans raideur.

Si le malade est couché, le faire placer le plus près

possible du bord du lit, les jambes rapprochées et allongées, les bras le long du corps en dehors des couvertures; prendre les mains du malade comme il vient d'être indiqué pour la position assise, ou imposer simplement une main à plat sur le front ou sur la poitrine.

50. Rapport à distance. — Se placer assis en face du sujet comme il a été dit plus haut (19), étendre sans raideur le bras droit en avant, la main ouverte, la paume en dessous, les doigts légèrement écartés et allongés dans la direction du front, à quelques centimètres de la racine du nez; garder quelques minutes cette position; puis, par un mouvement très lent, descendre plusieurs fois la main du front à l'épigastre et terminer l'opération par une pose de la main dans la direction de l'épigastre.

On peut varier sans inconvénient la façon de se mettre en rapport, cette opération consistant en une simple prise de possession de son sujet pour l'établissement du courant; les procédés indiqués plus haut sont les plus habituellement employés, mais chaque opérateur a les siens: les uns comme Mesmer, de Puységur, Deleuze, Aubin Gauthier et de Bruno, prennent le contact par les pouces, posent les mains sur les épaules, les descendent lentement à plusieurs reprises le long des bras et terminent par une imposition prolongée sur l'épigastre; d'autres, au lieu de se placer en face du sujet, se placent à ses côtés et prennent le contact en posant une main sur les reins et l'autre sur l'épigastre, tenant ainsi le corps du sujet entre leurs deux mains; d'autres se contentent de prendre le contact d'une seule main en la posant sur la tête ou sur l'épigastre; il en est, comme le baron du Potet, qui n'emploient que l'action à distance.

Chacun de ces procédés peut trouver son application en raison des circonstances et du degré de sensibilité du sujet. Il y a des cas où l'on peut avantageusement alterner le contact et l'action à distance.

51. — Cinq minutes suffisent le plus ordinairement pour établir un rapport continu; cependant il faut savoir que le rapport se prend plus ou moins vite en raison des tempéraments et du degré de sympathie magnétique qui unit les deux personnes.

52. — Il faut insister plus longtemps, les premiers jours, pour mieux mettre le courant du magnétisé au *ton* de celui du magnétiseur; une fois le rapport bien établi, l'action se renouvelle, dans les séances suivantes, à l'instant même où l'on commence à magnétiser. C'est ainsi que, lorsqu'on magnétise une personne depuis un certain temps, on peut se dispenser de la mise en rapport comme acte préliminaire et passer de suite aux procédés de magnétisation appropriés au cas; les effets se déterminent instantanément sans qu'il soit nécessaire d'avoir recours à une concentration préalable,

53. — Lorsqu'on est un peu exercé, on sent bien vite quand le rapport est établi; une grande chaleur dans les mains, des picotements au bout des doigts, un peu de moiteur de la paume sont les indices les plus ordinaires.

Parfois chez le sujet, selon sa sensibilité, on constate à des degrés différents les symptômes suivants: pâleur ou coloration de la peau, accélération ou ralentissement du pouls, battement des paupières, anxiété, suffocation, affais-

sement qui oblige à chercher un point d'appui, sentiment de chaud ou de froid, lourdeur dans la tête, pesanteur dans les membres, picotements ou fourmillements,
larmes, bâillements fréquents.

Ces premiers effets s'accentuent quelquefois de signes
plus significatifs: propension au sommeil, agitation ou,
anéantissement, mouvements convulsifs, contractures;
mais il se peut aussi, et c'est le cas le plus ordinaire,
qu'aucun symptôme indicateur ne paraisse; cependant
la mise en rapport n'en est pas moins établie et l'on peut
passer outre.

CHAPITRE V

Des impositions

Définition, mode d'exécution, effets. *Contacts simples*, sur la tête, l'épigastre, le ventre, le dos, la nuque. — *Contacts doubles*, sur la tête, les yeux, les épaules, l'épigastre, les bras, le ventre, les genoux, les reins, les mollets, les chevilles.

54. — Lorsqu'on pose les mains sur un malade on dit qu'on agit par *imposition*. L'imposition des mains était connue et employée, bien avant Mesmer, comme moyen curatif puissant.

Pratiqué dès les premiers temps historiques par les Mages de la Chaldée, le magnétisme se répandit des rives de l'Euphrate dans l'Égypte et dans l'Inde. Après les prêtres d'Isis, les prêtres du Dieu des Juifs furent ses dépositaires, et les chrétiens en héritèrent. De la Grèce il passa à Rome, et de Rome, dit-on, dans les Gaules. Étouffée dans l'ombre épaisse où la cultivèrent les adeptes du moyen âge, la science magnétique renaît au jour avec Paracelse, qui l'enseigne *ex professo* et en fait la base d'une nouvelle école médicale. Un demi-siècle plus tard, Van Helmont lui consacre en pure perte quarante années de labeurs et de méditations, car il n'est pas compris. Mesmer enfin, au XVIIIᵉ siècle, *découvre* le magnétisme, qui, après plus de trois mille ans d'examen et de controverse, compte enfin aujourd'hui quatre-vingts ans d'existence (D' A. TESTE, 1845).

55. — L'*imposition*, comme son nom l'indique, entraîne l'obligation du contact; la main doit poser à plat sur les parties où l'on veut exercer une action. On étend la main sur les parties plates, en écartant légèrement les doigts sans contraction ni raideur; on enveloppe les parties rondes avec la main fermée, les doigts joints et reposant sur les régions environnantes.

56. — Dans la pratique, les impositions se font le plus ordinairement par dessus les vêtements ou les couvertures, le sujet étant assis ou couché, l'épaisseur des étoffes, quand elles sont bien tendues et sans inégalités, ne nuisant en rien à la communication qu'on veut établir; il se présente cependant des cas (si l'on ne court pas le risque surtout de blesser la pudeur, chez l'homme et chez l'enfant par exemple) où l'imposition directe, faite à nu sur la peau, est de beaucoup préférable, parce qu'à l'action magnétique se joint alors une autre influence, l'action du calorique, qui vient très efficacement favoriser la résolution des abcès, tumeurs, engorgements ou obstructions.

57. — En général, l'imposition est *calmante* et *sédative*; agissant sur les courants nerveux et consécutivement sur le cours du sang et des humeurs, elle détend et relâche les fibres musculaires, fait cesser les contractions, calme les irritations, dissipe les obstructions, favorise les sécrétions, les excrétions et le flux périodique. Mais l'imposition attirant plus spécialement l'action des courants sur la partie touchée et les forces nerveuses s'accumulant en cette partie, l'imposition peut, par une action de condensation prolongée, devenir *excitante*; c'est ainsi que les impositions sur le cerveau et l'épigastre produisent parfois des troubles et des suffocations que l'on fait cesser immédiatement en suspendant l'action ou en dégageant.

58 — On dirige à volonté l'action magnétique sur telle ou telle partie du corps en posant une seule main sur l'organe qu'on veut actionner: c'est le *contact simple*, ou en établissant, au moyen des deux mains, une continuité de rapport entre deux organes éloignés: c'est le *contact double*; les bras et les mains dans cette opération, doivent être considérés comme de simples conducteurs, propres à établir cette continuité.

Contacts simples

59. **Sur la tête.** — Étant assis devant le sujet, placer la paume de la main à plat sur le front à hauteur de la racine du nez, les doigts légèrement écartés et reposant sans contraction ni raideur sur la tête.

60. **Sur l'épigastre.** — Étant assis devant le sujet placer la paume de la main à plat sur l'épigastre, dans le creux au-dessous du sternum, les doigts légèrement écartés et reposant sans contraction ni raideur sur le sternum et les premières côtes.

6I. Sur le ventre. — Étant assis devant le sujet, placer la paume de la main à plat sur le nombril, les doigts légèrement écartés et reposant sans contraction ni raideur sur le ventre.

62. Sur le dos. — Étant assis derrière le sujet, placer la paume de la main à plat entre les deux épaules, les doigts légèrement écartés et reposant sans contraction ni raideur sur la naissance des deux omoplates.

63. Sur la nuque. — Étant assis derrière le sujet, placer la paume de la main à plat sur le cou, les doigts légèrement écartés et reposant sans contraction ni raideur sur la région occipitale.

On peut varier les *contacts simples* en posant successivement la main sur toutes les parties du corps en observant les mêmes procédés.

Contacts doubles

64. Sur la tête. — Étant debout à la droite du sujet prendre la tête entre les deux mains en posant une main sur la nuque et l'autre sur le front, ou, étant debout derrière lui, placer une main sur chaque oreille, les doigts légèrement écartés et reposant sans contraction ni raideur sur les tempes·

65. Sur les yeux. — Étant assis devant le sujet, placer les deux mains sur les yeux, la paume sur la cavité orbitaire, les doigts légèrement écartés et reposant sans

contraction ni raideur sur le front et les arcades sourci-
lières.

66. Sur les épaules. — Étant assis devant le sujet,
placer les deux mains sur les épaules, au bas du cou,
étendre les doigts et leur faire toucher la partie posté-
rieure des épaules.

Dans cette position on tient dans ses mains la plus grande
partie des nerfs qui descendent de la tête dans toutes les
parties du corps, et comme ces nerfs vont se réunir au *plexus
solaire* qui est placé immédiatement derrière le sac de l'estomac, cette imposition est particulièrement très active (DE
HARSO).

67. Sur l'épigastre. — Étant assis devant le sujet,
placer les pouces sur le creux de l'estomac au-dessous
du sternum, de manière que les ongles des pouces se
touchent, étendre les deux mains de chaque côté des
hanches en appuyant légèrement la paume et les quatre
autres doigts sur les côtes.

Cette imposition agissant directement sur le *plexus solaire*,
toute l'action magnétique se concentre avec énergie sur ce
centre nerveux de la vie organique.

68. Sur les bras. — Étant assis devant le sujet, et celui-ci ayant les bras allongés et tournés de façon que le
dos de la main repose sur les genoux, placer les paumes
des mains à plat sur les saignées, les doigts étendus sans
contraction ni raideur sur les bras.

69. Sur le ventre. — Étant assis devant le sujet,
placer les pouces sur le nombril de manière que les

ongles se touchent et étendre les deux mains de chaque côté du ventre.

70. Sur les genoux. — Étant assis devant le sujet, placer les deux mains sur les genoux, la paume sur la rotule, les doigts embrassant l'articulation sans contraction ni raideur.

71. Sur les reins. — Étant assis devant le sujet, étendre les deux bras, passer les mains derrière le dos comme si l'on voulait prendre le sujet par la taille, et placer les deux mains à plat sur les reins les pouces allongés, l'extrémité des autres doigts se touchant.

72. Sur les mollets. — Étant assis devant le sujet, se baisser un peu, passer les deux mains par les côtés extérieurs du corps sous les jambes du sujet et poser les deux mains à plat sur ses mollets.

73. Sur les chevilles. — Étant assis devant le sujet se baisser, prendre les chevilles dans les deux mains en embrassant le bas de la jambe avec les doigts fermés sans contraction ni raideur.

Cette imposition se fait avec moins de fatigue sur une personne étendue ou couchée; elle est particulièrement employée avec avantage pour combattre les fièvres graves et toutes les affections typhoïques ou muqueuses qui affectent les régions intestinales.

On peut varier les *contacts doubles* en mettant successivement par les mêmes procédés chaque partie du corps en relation avec l'un des centres nerveux; il suffit de placer une des deux mains sur l'un de ces centres nerveux, cerveau ou épigastre, et l'autre main sur la partie que l'on veut actionner.

74. — Les impositions sur la tête et sur les parties du corps placées au-dessus de la ceinture, agissant directement sur les centres nerveux et sur *le point de départ* des courants, ont spécialement un effet de *concentration active*; il ne faut pas trop les prolonger afin de ne pas charger outre mesure les centres nerveux, ce qui produirait des troubles ou de l'excitation.

75. — Les impositions sur les parties inférieures du corps : ventre, reins, genoux, mollets, chevilles, par leur action attractive vers les pieds, dans le sens même des courants, ayant un effet *dispersif* marqué, calment et dégagent beaucoup plus que les impositions faites sur le haut du corps ; elles peuvent donc être prolongées sans inconvénient.

CHAPITRE VI

Des passes

Définition, mode d'exécution, effets. — *Passes longitudinales partant d'un contact simple*, sur la tête, sur l'épigastre ou le ventre, sur le dos ou la nuque. — *Passes longitudinales partant d'un contact double*, sur les épaules, l'épigastre, les genoux, les reins. — *Impositions et passes combinées*, sur les bras, les jambes, la colonne vertébrale. — *Passes rotatoires*, en pointes ou palmaires.

76. — On doit comprendre sous le nom de *passes* tous les mouvements faits avec les mains *par dessus les vêtements*, soit qu'on touche légèrement en traînant du bout des doigts, soit qu'on exerce une pression quelconque avec la face palmaire.

L'action directe sur la peau n'est plus une *passe*, mais une *friction* ; nous parlerons des frictions ultérieurement.

77. — Toute l'action magnétique se résume en *impositions* et *passes* ; les autres procédés ne sont qu'accessoires et complémentaires.

Impositions et passes ne sont en réalité qu'une seule et même chose ; l'imposition représentant la fixité de l'action, la passe n'étant qu'une imposition en mouvement.

La science du magnétiseur réside donc dans l'art de combiner les impositions et les passes pour faire naître et drainer les courants : l'imposition accumule et concentre, la passe entraîne et divise.

78. — Les impositions préparent les passes : les passes partent donc toutes d'un contact simple ou d'un double contact selon qu'elles sont faites d'une seule main ou des deux mains.

Les passes faites en long sont dites *longitudinales* ; les passes faites en tournant sont dites *rotatoires*.

Passes longitudinales partant d'un contact simple

79. — Ayant pris sur la tête un contact simple (59), soulever légèrement la main et la descendre lentement jusqu'au creux de l'estomac, le bout des doigts effleurant la poitrine ; en arrivant à l'épigastre fermer la main, la remonter au point de départ en l'écartant un peu du corps ; reprendre le contact, recommencer lentement la même passe traînante, et continuer ce mouvement alternatif pendant quelques minutes.

80. — Ayant pris sur l'épigastre ou le ventre un contact simple (60 et 61), soulever légèrement la main et la descendre lentement le long du corps et des jambes jusqu'aux pieds, en effleurant les vêtements ; en arrivant aux pieds, fermer la main, la remonter au point de départ en l'écartant un peu du corps ; reprendre le contact, recommencer lentement la passe traînante, et continuer ce mouvement alternatif pendant quelques minutes.

81. — Ayant pris sur le dos ou la nuque un contact simple (62 et 63), soulever légèrement la main et la descendre lentement le long de la colonne vertébrale jusqu'au-dessous des reins, arrivé là, fermer la main, la remonter au point de départ en l'écartant un peu du corps, reprendre le contact, recommencer lentement la même passe traînante, et continuer ce mouvement alternatif pendant quelques minutes.

Passes longitudinales partant d'un double contact

82. — Ayant pris sur les épaules un double contact (66), soulever légèrement les deux mains, les descendre lentement le long des bras jusqu'au bout des doigts, fermer les mains, les remonter au point de départ en les écartant un peu du corps, reprendre le contact sur les épaules pendant quelques secondes, recommencer lentement la même passe traînante, et continuer ce mouvement alternatif pendant quelques minutes.

83. — Ayant pris sur l'épigastre un double contact (67), soulever légèrement les deux mains, les descendre lentement le long des hanches et des cuisses jusqu'aux genoux; fermer les mains, les remonter au point de départ en les écartant un peu du corps; reprendre le contact sur l'épigastre pendant quelques secondes, recommencer lentement la même passe traînante, et continuer ce mouvement alternatif pendant quelques minutes.

84. — Ayant pris sur les genoux un double contact (70), soulever légèrement les deux mains, les descendre lentement le long des jambes jusqu'aux pieds; fermer les mains, les remonter au point de départ en les écartant un peu du corps; reprendre le contact sur les genoux pendant quelques secondes; recommencer lentement la même passe traînante, et continuer ce mouvement alternatif pendant quelques minutes.

85. — Ayant pris sur les reins un double contact (71), soulever légèrement les deux mains, les ramener lentement en avant en effleurant la ceinture, les descendre le long des cuisses et des jambes jusqu'aux pieds; fermer les mains, les remonter au point de départ en les écartant un peu du corps; reprendre le contact sur les reins pendant quelques secondes, recommencer lentement la même passe traînante, et continuer ce mouvement alternatif pendant quelques minutes.

Les passes longitudinales simples et doubles varient en raison même de la variété des points de contact ou de départ. Il ne faut employer pour ces passes aucune force musculaire; elles doivent être faites très lentement.

Dans ces passes, on effleure légèrement du bout des doigts les vêtements, ou l'on glisse la main à plat le long du corps, ou l'on exerce sur les membres de moelleuses pressions; on peut aussi arrêter la main plusieurs fois sur le trajet comme si l'on voulait exécuter une suite d'impositions successives. Ces nuances de procédés varient en raison des circonstances et du degré de sensibilité des sujets, c'est le tact de l'opérateur qui le guide dans le choix des moyens.

Lorsqu'on termine une passe, il faut avoir soin, pour la renouveler, de ne pas relever les mains de la même manière qu'elles ont été descendues, l'action magnétique ne devant s'exercer que dans le sens des courants, c'est-à-dire de la tête aux pieds, et toute action inverse ou rétrograde étant contraire. Pour reprendre la position d'où l'on était parti, il faut donc fermer les mains, les écarter un peu du corps et les ramener vivement dans la position première.

Impositions et passes combinées

86. — On combine les impositions et les passes de la façon suivante :

Sur les bras. — Étant assis devant le sujet, poser la main droite sur son épaule droite et prendre sa main droite dans la gauche; au bout de quelques secondes descendre lentement la droite le long du bras et faire ainsi un certain nombre de passes en continuant de tenir la main.

On agit de même sur le bras gauche en posant la main droite sur l'épaule gauche et en tenant la main gauche dans sa gauche.

Toutes les passes simples s'exécutent de préférence avec la main droite, la gauche restant passive.

Sur les jambes. — Étant assis devant le sujet, poser la main droite sur son genou droit et prendre la cheville droite dans la main gauche; au bout de quelques secondes, descendre lentement la main droite le long de la jambe et faire un certain nombre de passes en continuant de tenir la cheville de la main gauche.

On agit de même sur la jambe gauche en posant la main

droite sur le genou gauche et en tenant la cheville gauche dans la main gauche.

Sur la colonne vertébrale. — Étant assis derrière le sujet, poser la main droite entre les deux épaules et la main gauche au bas des reins; au bout de quelques secondes descendre lentement la main droite le long de la colonne vertébrale, et faire un certain nombre de passes en laissant la main gauche appuyée sur les reins.

Passes rotatoires

87. — Les passes *rotatoires* s'emploient de préférence dans les cas d'engorgement, d'obstruction ou d'irritation des principaux viscères : estomac, foie, rate et ventre.

88. — Elles s'exécutent de la façon suivante :

Après avoir laissé la main droite immobile sur la partie malade, opérer de cette main, de droite à gauche ou de gauche à droite, un mouvement circulaire; ce mouvement doit être exécuté avec beaucoup de lenteur, mais sans appuyer fortement: ce léger mouvement rotatoire superficiel, pratiqué sur les vêtements ou les couvertures, qui, en toute autre circonstance, ne semblerait pas devoir produire grand effet, agit très profondément lorsqu'il succède à une longue imposition magnétique; le courant développé par l'imposition se répercute dans les profondeurs de l'organisme, et, suivant les mouvements de la main, produit bientôt des réactions internes aussi heureuses qu'intéressantes.

89. — Les passes rotatoires s'exécutent également du bout des doigts, en soulevant légèrement la paume, comme on a pratiqué pour les passes longitudinales traînantes; ces passes ont une action plus excitante et plus active que celle de la rotation palmaire, l'expérience ayant démontré que l'action magnétique est beaucoup plus vive lorsqu'on fait usage du bout des doigts que lorsqu'on emploie la main entière posée à plat.

90. — En général, toute obstruction interne ou externe, fût-elle de nature kysteuse, cède assez facilement à l'action des passes rotatoires, comme si ces passes en favorisaient la désagrégation et l'écrasement.

L'obstruction devient malléable et change de forme ou de place comme lorsqu'on agit quelque temps par la chaleur sur un corps graisseux pour le dissoudre. (AUBIN GAUTHIER.)

CHAPITRE VII

Des actions à distance

91. — Après avoir examiné les actions de *contact*, il nous reste à parler des actions *à distance*.

Le contact, avons-nous vu, se prend par les mains, par les pouces, et en posant la main à plat ou simplement le bout des doigts sur une partie quelconque du corps; c'est par le contact que se fait généralement la *mise en rapport*. Il semble que le contact favorise mieux la concentration de l'action et le développement des courants, qu'il établit plus profondément et plus vite l'union nécessaire entre l'opérateur et le sujet; c'est du moins l'impression qu'on s'en fait, l'union entre deux corps nous paraissant plus sensiblement parfaite et plus intime lorsqu'il y a l'action matérielle du toucher; et c'est pourquoi, instinctivement, on commence toujours à magnétiser par les actions de contact.

Mais il ne faut pas s'en tenir à une question de sentiment et d'apparence, et tout en reconnaissant ce que les actions de contact ont d'utile et de bon, il faut savoir que les effets magnétiques les plus puissants résident dans les actions à distance.

C'est là, assurément, un phénomène curieux, qui, tout en paraissant en désaccord avec les lois existantes, n'en est pas moins vérifié par l'expérience.

Je constatai le fait là première fois en 1872 sur un cuirassier du 11ᵉ régiment en garnison à Angers; cet homme, en voulant faire assaut de force avec ses camarades chez l'armurier du corps, s'était grièvement blessé à la cuisse en maniant une de ces sortes d'enclumes qu'on appelle *bigornes;* l'immobilisation forcée du membre à la suite de cette blessure, avait produit une pseudo-ankylose de l'articulation du genou qu'un traitement de plusieurs mois n'était pas parvenu à réduire, je réussis à lui rendre l'usage de sa jambe en douze jours.

Dès que j'imposais la main sur le genou malade, la jambe s'engourdissait et s'immobilisait comme si elle était clouée au parquet. Il n'y avait cependant pas insensibilité, car, aussitôt que j'éloignais la main, je développais dans l'articulation des douleurs intenses qui faisaient jeter les hauts cris à mon homme, comme si je lui avais fouillé le genou avec un fer rouge; et ce qui est à noter, c'est que plus je m'éloignais de lui, plus les douleurs devenaient intolérables, mais elles cessaient instantanément aussitôt que je venais replacer ma main sur la partie malade.

Je fus très frappé alors, ainsi que les personnes devant lesquelles j'opérais, d'un phénomène qui me paraissait insolite, mais j'ai eu si souvent depuis l'occasion d'en vérifier la constance que je n'ai plus de doute sur sa réalité.

Le magnétisme, dit Mesmer, produit plus *d'effet à distance* que lorsqu'il est appliqué immédiatement; il existe un courant qui se transmet entre la main de l'opérateur et son sujet (*Aphorismes*, 291 *et* 303.)

Il y a des hommes qui font du bien par le seul contact : il y en a d'autres qui ne font pas moins de bien et qui n'ont pas besoin de toucher. Cela tient à leur nature ou au tempérament des malades. Les procédés se modifient selon le tempérament des magnétiseurs et des sujets (DELEUZE.)

92. — On magnétise *avec* et *sans* contact, en touchant et sans toucher ; lorsqu'on touche, l'union des corps est visible ; lorsqu'on ne touche pas, ces corps ne s'en unissent pas moins par l'action des courants.

Les actions *à distance* comme les actions de *contact* se composent uniquement d'*impositions* et de *passes*.

Impositions à distance

93. — Les impositions à distance s'exécutent en présentant la main étendue, la paume en dessous, les doigts légèrement écartés sans contraction ni raideur, à une distance de 10 ou 15 centimètres de la partie du corps qu'on veut actionner.

94. — Toute imposition à distance est généralement précédée par l'imposition de contact correspondante décrite ci-dessus (59, 60, 61, 62, 63) ; il est de règle de prendre d'abord le contact sur le point qu'on veut actionner, puis de quitter le contact et de faire l'imposition à distance.

95. — Les impositions à distance se distinguent en impositions *palmaires* et impositions *digitales*.

Pour l'imposition palmaire, on renverse un peu le poignet, afin de présenter au point à actionner la paume de la main, les doigts bien perpendiculaires et les ongles en l'air.

Dans l'imposition digitale, la main reste au contraire bien à plat, plutôt présentée que tendue sans effort musculaire, la paume en dessous, de façon que les doigts pointent vers la partie choisie.

96. — L'imposition palmaire, malgré son action tonique, a une influence plus douce que l'imposition digitale, elle est *passive* et *calmante*.

L'imposition digitale, par l'énergique concentration qu'elle détermine sur la partie visée, a une grande puissance *active*, *communicative* et *excitante*.

97. — Lorsqu'on veut déterminer une action très vive sur un point quelconque de l'organisme, on dirige sur ce point les cinq doigts réunis, de façon que leurs extrémités se touchent presque et forment faisceau.

Dans cette position, on *fixe* le courant par une immobilité absolue du bras, ou l'on *projette* en avant en lançant violemment le bras par secousses régulières et rapides *comme si l'on voulait frapper*, ou l'on *attire* à soi par des mouvements lents et moelleux *comme si l'on voulait caresser*.

L'effet produit par ces impositions est quelquefois si marqué qu'on est obligé de le suspendre.

Au lieu d'actionner avec les cinq doigts réunis, on n'agit parfois qu'avec le pouce ou avec un, deux ou trois doigts ; dans ce cas, on replie les doigts non employés sur la paume.

Tous les corps dont la figure est déterminée en pointe ou en angle servent à recevoir les courants et en deviennent conducteurs ; on peut regarder les conducteurs comme les ouvertures des troncs ou des canaux qui servent à faire écouler les courants (MESMER, *Aph. 166 et 167*).

Les cinq doigts de chaque main sont autant de canaux par lesquels se déterminent les courants (DE BRUNO.)

C'est par l'extrémité des doigts et surtout des pouces que le courant s'échappe avec plus d'activité (DELEUZE.)

L'action digitale devant le front au-dessus du nez entre les deux yeux, ou sur le globe de l'œil, est un procédé qui plus que tout autre amène plus rapidement sur certains sujets l'engourdissement cérébral, lorsqu'on a quelque motif de le produire (AUBIN GAUTHIER.)

98. — Les impositions à distance se font le plus ordinairement à une distance de 5 à 10 centimètres ; mais l'expérience enseigne qu'il existe des zones de sensibilité qui, pour chaque sujet, peuvent varier de cinq centimètres à plusieurs mètres ; c'est le tact magnétique et les effets obtenus qui indiquent à l'opérateur s'il doit se rapprocher ou s'éloigner plus ou moins du sujet.

99. — Les impositions à *distance* sont *simples* ou *doubles* comme les impositions *de contact*, selon qu'elles sont faites d'une seule ou des deux mains.

Pour les impositions simples, on emploie de préférence la main droite, comme étant de beaucoup la plus active. Les impositions doubles varient en raison des points qu'on veut mettre en rapport.

Passes à distance

100. — Les passes *à distance* se font généralement comme les passes *de contact* (79, 80, 81, 82, 83, 84, 85) avec cette seule différence qu'au lieu de toucher, on présente la main à 10 ou 15 centimètres du corps comme pour l'imposition à distance.

Elles sont *simples* ou *doubles* selon qu'on prend pour point de départ une imposition simple ou double.

Elles sont *longitudinales* ou *rotatoires* selon qu'on agit de haut en bas ou en tournant.

101 — Les passes *longitudinales*, partant d'une des poses indiquées pour l'imposition simple ou double, se font en descendant très lentement la main, ou les mains, du point de départ jusqu'au point de terminaison, de façon à favoriser la marche descendante des courants, tout effet rétrograde étant contraire à l'action magnétique.

On ne doit jamais magnétiser en sens inverse des courants, c'est-à-dire en remontant des pieds à la tête. (MESMER, D' D'ESLON, DELEUZE.)

La main du magnétiseur répand le fluide sur le corps comme la pomme d'un arrosoir distribue l'eau sur les plates-bandes d'un parterre ; cette image s'applique aux passes, mais surtout aux passes à distance. (AUBIN GAUTHIER.)

102. — Les passes longitudinales, quand elles sont faites sur l'étendue des membres, bras ou jambes, du haut en bas de la colonne vertébrale, ou de la tête aux pieds, sont dites *passes à grands courants*.

Lorsqu'on arrive au point où doit s'arrêter la passe, il faut avoir grand soin de ne pas remonter les mains de la même manière qu'elles ont été descendues; on les ferme, ainsi qu'il a été déjà indiqué, on les écarte en les éloignant un peu du corps, et on reprend vivement la position première pour recommencer la passe.

Chacun de ces mouvements alternatifs doit être exécuté avec beaucoup de calme, de lenteur, de régularité, et surtout sans précipitation et sans raideur. Il est indispensable que l'opérateur conserve, pendant toute la durée des passes, une grande souplesse dans les bras, les poignets et les mains, toute contraction nuisant à l'émission radiante.

Une passe faite de la tête aux pieds emploie environ 30 secondes; on y met plus ou moins de temps, selon ses propres sensations ou celles du sujet. (Aubin Gauthier.)

Les passes à grands courants de la tête aux pieds sont fatigantes; on ne peut guère les continuer longtemps; au lieu de conduire l'action d'un bout à l'autre du corps d'un seul jet, on peut alors faire des passes s'arrêtant aux genoux, et, après un certain nombre de passes, en faire un nombre égal des genoux au bout des pieds. (De Bruno, Deleuze.)

103. — Les passes *à grands courants* ont une action tout à fait opposée à celle des impositions à distance; autant celles-ci, par leur effet de concentration, sont actives et excitantes, autant celles-là, par leur effet dispersif marqué, apportent au malade un sentiment indéfinissable de bien-être, de calme et de fraîcheur.

Les passes à grands courants, exécutées très lentement à des distances qui peuvent varier de dix centi-

mètres à un mètre et quelquefois plus, sont souveraines
pour calmer l'agitation, éteindre le feu de la fièvre et
amener le sommeil réparateur.

Chaque genre de magnétisation doit être mis à profit selon
le cas; il faut employer les procédés selon leur vertu.

Lorsqu'un tuyau amène l'eau au centre d'un bassin par
plusieurs jets, la force de propulsion se divise entre tous les
jets en s'affaiblissant par l'effet même de cette division; elle
est bien plus grande quand elle se concentre sur un seul jet.
De même, lorsque la main tout entière est dirigée sur un
corps, le courant sort par les cinq doigts, et la paume de la
main leur cède son action; puis, lorsque quatre doigts sont
repliés, toute la force magnétique réside dans le cinquième.
(Aubin Gauthier.)

104. — Les passes *rotatoires* à distance, au lieu de
s'exécuter longitudinalement, se font soit en présentant
la paume au-dessus du point qu'on veut actionner et en
tournant très lentement la main *comme si l'on voulait
polir la pomme d'une canne*, soit en présentant les
doigts en pointe et en tournant doucement *comme si
l'on montait une pendule*. On décrit parfois une suc-
cession de cercles concentriques plus ou moins grands
sur l'organe que l'on veut actionner, notamment sur le
ventre autour du nombril ou en suivant les circonvolu-
tions de l'intestin.

Ces passes rotatoires s'exécutent comme les passes
longitudinales, à des distances plus ou moins variables
selon le cas.

Elles ont une action spéciale sur les engorgements et les obstructions et agissent puissamment sur la résolution des kystes et des abcès.

Dans les irritations d'entrailles, les coliques, les suppressions et toutes les affections du bas-ventre, on emploie les passes rotatoires sur les intestins autour du nombril, et l'on entraîne ensuite par des passes longitudinales sur les membres inférieurs jusqu'aux pieds (AUBIN GAUTHIER.)

105. — Les actions combinées s'emploient à distance comme avec le contact (80); on fait une imposition d'une main et une passe de l'autre. En général la *gauche* reste *passive* au point de terminaison de la passe, et c'est la *droite* qui, conservant toujours le rôle *actif*, exécute la passe.

CHAPITRE VIII

Du massage magnétique

Différences entre le massage magnétique et le massage *médical*. — Le massage magnétique est basé sur le mécanisme de la circulation veineuse et artérielle. — Effets de condensations *dispersives et résolutives*. — *Frictions* palmaires, digitales, longitudinales, rotatoires. — Les frictions médicamenteuses pervertissent la sensibilité magnétique. — *Malaxations*, leur application aux ankyloses des articulations. — *Pressions*, leur application aux migraines, névralgies, convulsions, épilepsie. — *Percussions*, leurs effets sur les esprits vitaux. — Traitement de l'obésité et de la maigreur. — La palette. — Le fléau. — Traitement de l'hypocondrie. — *Attitudes et mouvemens*, exemples de gymnastique organique autonome. — Traitement des maladies par l'exercice des fonctions. — Expérience de Claude Bernard sur l'innervation du grand sympathique. — Application aux hémorragies nasales et à l'émission des urines. — Gymnastique médicale des chinois (*Cong-Fou*). — Mouvements *actifs, demi-actifs, passifs*. — Pression, choc, vibration, oscillation, abduction, adduction, flexion, extension, rotation, torsion, frottement. — Rénovation moléculaire chez les vieillards, paralysies. — Dangers de l'orthopédie dans les déviations de croissance, la chloro-anémie et la scrofule.

106. — Le massage magnétique n'a rien de commun avec le massage dit *médical*. Il est basé sur des principes différents et produit des effets opposés. Tandis que le massage *médical* prescrit des manipulations s'exécutant de la périphérie au centre en suivant les conduits veineux, comme si l'on voulait faire remonter par une poussée mécanique le sang vers le cœur, le massage *magnétique*, lui, ne comporte que des actions allant des centres à la périphérie, c'est-à-dire dans le sens des courants, se conformant en cela, non seulement aux prescriptions magnétiques, mais aussi aux règles qui président au fonctionnement rationnel du mécanisme organo-biologique.

Le mouvement circulatoire sanguin s'opère en deux stades bien tranchés : une circulation artérielle et une circulation veineuse. Cette dernière fonctionne sous la dépendance absolue de la poussée artérielle qui, elle-même, réglée par les dilatateurs et les constricteurs des nerfs *vaso-moteurs*, se trouve à son tour sous la dépendance étroite de l'influx nerveux du grand sympathique.

La distribution de la force motrice dans une usine nous fournit une image saisissante de cet ordonnancement des mécanismes vitaux : nous voyons en effet la force motrice, partant de foyers de production, se transmettre par des courroies de transmission aux engrenages qui doivent l'utiliser industriellement. Il en est de même dans la machine humaine : le grand sympathique, vrai foyer producteur de la force motrice, la transmet, par le système des vaso-moteurs issus de lui et fonctionnant tout le long des conduits artériels à la façon des organes industriels de transmission, au réseau périphérique des capillaires où vient s'engrener la reprise veineuse, et c'est à ce point d'engrenage de la force nerveuse sur le rouage vivant que commence la véritable fonction industrielle du sang. Poussé avec énergie, du cœur aux capillaires, dans toute la longueur du réseau artériel, par l'innervation du grand sympathique et des nerfs vaso-moteurs, le sang, qui arrive d'un seul jet, est repris à la sortie des capillaires par le réseau veineux, dont les valvules, disposées à la façon des clapets d'engrenage, le remontent lentement vers le cœur.

Ainsi, dans la machine humaine, c'est l'impulsion artérielle qui engendre le mouvement veineux, comme dans l'usine la force de transmission met en marche l'engrenage industriel.

Que dirait-on d'un ouvrier qui, au lieu de se servir de la force régulatrice de transmission pour faire marcher son outil, lui substituerait l'irrégularité de son action personnelle ?

C'est cependant ce que fait le masseur médical en portant toute son action mécanique sur le rouage veineux alors qu'il devrait agir tout d'abord sur la fonction émissive et radiante du grand sympathique dans le sens des courants nerveux pour actionner le réseau artériel et consécutivement la circulation veineuse qui en dépend.

107. — Le massage magnétique comprend : *frictions, malaxations, pressions, percussions, attitudes* et *mouvements.*

108. — Dans les impositions et les passes faites par dessus les vêtements et à distance, l'action magnétique s'exerce d'une façon purement *dynamique* ; mais, dans toute manipulation directe sur la peau, à l'effet magnétique dynamique s'adjoignent deux nouveaux facteurs : les effets caloriques et les effets mécaniques. Dans le premier cas, l'action porte directement sur les centres de motilité et favorise les courants *centrifuges*. Dans le second cas, le contact de la main sur la peau influençant les extrémités périphériques des nerfs sensitifs qui viennent aboutir sous l'épiderme, l'action n'atteint plus les centres de motilité que par un effet réflexe qui favorise les courants *centripètes*. En magnétisant par les impositions et les passes par dessus les vêtements et à distance, on agit par *condensation dispersive*, et, en massant par des manipulations à nu sur la peau, on agit par *condensation résolutive*.

La combinaison des actions purement magnétiques et du massage excite donc dans l'organisme humain le double mouvement alternatif des forces *centrifuges* et *centripètes*, au moyen duquel on peut apporter de si profondes modifications dans l'économie.

Le méthodiste Cassius, qui plaçait la cause des fièvres dans les centres viscéraux, fondait sa thérapeutique sur cette idée de réactions centrifuges et centripètes.

Le docteur Neumann, de Berlin, a développé magistralement, sous le titre de « *Mouvement concentrique et excentrique* », cette thèse qui sert de base à ses procédés thérapeutiques.

De grands esprits ont de tout temps cherché dans cette voie la solution du problème thérapeutique, non seulement les médecins, mais aussi les ingénieurs et les physiciens, car les lois qui régissent le mécanisme vital sont les mêmes que celles de la physique générale. Maupertuis, membre de l'Académie française, rapporte qu'un géomètre avait inventé, pour favoriser les mouvements centrifuges et centripètes de l'organisme, un appareil qu'il présenta à l'Académie; mais cet appareil, obligeant le patient à certains pirouettements qui excitèrent la verve gouailleuse de la docte assemblée et surtout des médecins qui s'y trouvaient, n'eut qu'un succès de rires.

« Il aurait bien mieux valu en faire l'expérience ! » ajoute Maupertuis (DALLY).

Frictions

109. — Les frictions se distinguent en frictions *palmaires et digitales*, frictions *longitudinales et rotatoires*.

110. — Les frictions *palmaires* se font avec la main ouverte portant bien à plat, les doigts légèrement écartés sans contraction ni raideur.

111. — Les frictions *digitales* se font avec la main ouverte, les doigts légèrement écartés et un peu courbés sans les crisper ni les raidir, le poignet soutenu pour que le bout des doigts porte seul sur la peau.

112. — Les frictions *longitudinales* se font, ou avec la main ouverte et à plat, ou seulement du bout des doigts, tout le long des membres et du corps : de l'épaule au bout de la main, de la hanche au genou, du genou au bout du pied, de la nuque au bas des reins, de la tête aux pieds, etc.

Ces frictions se font très lentement : il faut environ quinze secondes pour aller de l'épaule au bout du bras ou de la hanche au genou, une minute pour aller de la tête aux pieds, et, à l'encontre de ce qui se pratique dans le massage médical, où les frictions se font par un mouvement de va et *vient* et *indifféremment de haut en bas et de bas en haut*, les frictions magnétiques, nous ne saurions trop le répéter, sont invariablement descendantes, l'action *ascendante*, qui va en sens inverse des courants, étant *antimagnétique*.

113. — Les frictions *rotatoires* se font ou avec la main ouverte et à plat ou seulement du bout d'un, de deux ou de tous les doigts.

On peut les faire indifféremment sur toutes les parties du corps, mais elles s'emploient plus généralement sur le foie, le ventre et la rate.

Prosper Alpini, qui voyagea en Egypte en 1580, a laissé un ouvrage très savant sur la médecine des Egyptiens. Il y traite des frictions et il dit que dans le traitement des flux dysentériques, les Egyptiens, après avoir opéré doucement des frictions circulaires avec la main sur la région des hypocondres, mettaient un doigt sur le nombril et tournaient plusieurs fois le doigt en imprimant des vibrations à l'ombilic (*digitumque pluries circumvertant*). Cette circonvolution ombilicale fut regardée de tout temps comme souveraine contre la dysenterie.

114. — En général, il ne faut employer aucune force dans les frictions longitudinales et rotatoires, l'excitation des ramifications des nerfs sensitifs du derme se produisant beaucoup mieux et plus profondément par un contact doux et léger que par une pression dure et brutale.

En aucun cas il ne faut enflammer l'épiderme ou blesser les tissus sous-jacents, et il est préférable de n'employer ni huile, ni savon, ni pommade, ni axonge. Ce qu'il faut éviter surtout, c'est l'emploi des substances mercurielles, arsenicales, iodées ou camphrées, qui entravent absolument l'action magnétique en pervertissant plus ou moins la sensibilité et la réceptivité des ramifications nerveuses du derme.

De nombreux faits m'ont permis de constater l'influence qu'exercent sur la peau les frictions médicamenteuses, même celles qu'on considère ordinairement comme les plus inoffensives, *l'alcool camphré* par exemple.

Voici l'un de ces faits :

Je soignais pour une paraplégie un M. X..., 58 ans. Au bout de quelques séances, des mouvements autonomes se montrèrent spontanément : de simples actions à distance, faites à 50 centimètres et même à plusieurs mètres du corps, déterminaient de profondes secousses dans les muscles et principalement dans les muscles des jambes, qui allaient et venaient dans tous les sens comme si le patient eût voulu cirer le parquet. Nous nous réjouissions de l'apparition de cette gymnastique naturelle qui nous annonçait la mise en route des migrations vitales, lorsque tout à coup, à l'une des séances suivantes, sans cause apparente, le phénomène cessa et tout rentra dans la passive inaction des premiers jours : après tous ces grands mouvements qui nous émerveillaient, pas un seul tressaillement dans les muscles. D'où pouvait venir ce brusque revirement ? J'eus bientôt la clef de l'énigme en questionnant mon malade : croyant bien faire, ou tout au moins ne rien faire qui pût entraver l'action magnétique, il s'était fait frictionner vigoureusement les jambes avec de l'alcool camphré. Or cette action, bien qu'inoffensive en apparence, en enlevant momentanément aux ramifications nerveuses du derme toute réceptivité magnétique, avait produit l'arrêt du phénomène ; si j'en avais pu douter un seul instant, le retour des mouvements, quelques jours plus tard, lorsque l'action anesthésiante de l'acool camphré se fut épuisée, m'en apporta la confirmation.

Je pourrais citer d'autres exemples pour corroborer ce fait, mais *ab uno disce omnes*; j'ajouterai seulement que j'ai eu l'occasion de constater un phénomène analogue, non plus sur un corps vivant, mais sur un objet inerte, ce qui apporte un nouvel intérêt au sujet.

Je faisais, il y a quelques années, avec MM. Décle et Chazarain, les auteurs bien connus de « *La Polarité humaine*» des expériences sur les propriétés magnétoïdes des corps avec mon *pendule explorateur* construit sur le même plan que celui du docteur Léger, lorsqu'un jour, en expérimentant l'action du barreau aimanté sur le pendule, nous nous servîmes d'un aimant plus puissant que d'habitude. Mais, à notre grand étonnement, au lieu d'obtenir des amplitudes plus marquées dans les oscillations, comme nous nous y attendions, le pendule, après des agitations folles en tous sens, tomba subitement dans une immobilité de plomb dont nous ne pûmes le faire sortir malgré toutes les expériences d'un autre ordre que nous tentâmes pour cela, et nous dûmes remettre la suite de nos études à un autre jour.

Le pendule, en quelque sorte anesthésié par une influence trop puissante, avait momentanément perdu cette admirable sensibilité qui nous avait permis jusqu'alors de faire avec lui des expériences d'une délicatesse inouïe, sensibilité qu'il recouvra plus tard. N'y a-t-il pas dans ce fait une saisissante analogie avec l'effet produit par l'alcool camphré sur la sensibilité des ramifications nerveuses du derme de M. X?...

Malaxations

115. — La malaxation est une sorte de pétrissage des régions musculaires faite avec les deux mains, toujours de haut en bas, en suivant le trajet du muscle depuis son point d'insertion jusqu'à son point d'attache.

Il ne faut mettre ni force ni rudesse dans les malaxations, mais il faut exercer sur les tissus des compressions moelleuses successives, en tenant les mains bien ouvertes, de façon que l'action compressive vienne plutôt de la paume que des doigts, qui, en se détendant et se refermant alternativement, doivent toujours conserver une grande souplesse.

116. — La malaxation des parties souples, comme la région abdominale notamment, doit se faire surtout avec beaucoup de soin et de prudence, afin de ne pas blesser les organes sous-jacents : l'action doit comporter plus de douceur et de moelleux que de force.

Pour malaxer l'abdomen, on part de la région iliaque gauche en entraînant de haut en bas les fluides élastiques du colon vers le rectum; on exécute ensuite la même manœuvre sur la région iliaque droite, puis sur le colon transverse et l'intestin grêle.

La malaxation abdominale peut se faire aussi circulairement, en commençant de *bas* en *haut* sur le côté droit de l'abdomen, en suivant ensuite transversalement d'un hypocondre à l'autre, et enfin de *haut* en *bas* sur le côté gauche, le corps du patient devant être dans une position telle que les parois abdominales se trouvent tout à fait relâchées.

117. — On agit très puissamment encore sur les articulations par les malaxations.

Les malaxations étaient très employées contre les ankyloses

des articulations dans la médecine grecque, et Hippocrate lui-même en faisait grand cas dans tous ses écrits.

« Le médecin, disait-il, a besoin de savoir beaucoup de choses, il ne doit pas ignorer quel avantage il peut recueillir des malaxations ; elles produisent des effets entièrement opposés entre eux : ou elles serrent les articulations trop lâches, ou elles relâchent les articulations trop tendues ; j'exposerai dans un traité spécial la méthode de faire des malaxations et leur utilité ». Malheureusement, ou ce traité n'a pas été fait, ou il a été perdu ; en tous cas il n'est pas parvenu usqu'à nous (Aubin Gauthier).

Pressions

II8. — Malgré le soin que l'on doit prendre de bannir du massage magnétique toute action brutale ou violente, il y a des cas où l'on do.t exercer sur certain points du corps des compressions pour favoriser une action curative.

Les pressions s'exécutent généralement avec les pouces, et se font le plus souvent sur le trajet des artères : sur les carotides des deux côtés du col, sur la saignée au pli du bras, sur l'artère sous le jarret, sur l'artère au pli de l'aine.

On opère aussi des compressions au-dessous des clavicules, sur les ovaires, sur le grand nerf sciatique, sur le plexus lombaire, sur l'ombilic.

La compression des carotides réussit à combattre les accès de céphalalgie, de migraine, les convulsions et les névralgies faciales.

La compression du nerf sciatique et du plexus lombaire réussit à combattre les douleurs névralgiques des reins, des genoux, des pieds, et en général des extrémités inférieures.

L'épistaxis cède quelquefois à un léger mouvement de pression à la partie supérieure du nez : il faut placer le patient sur un siège, la tête haute et passive, lui saisir la partie supérieure du nez avec le pouce et l'index, et, après une compression de quelques minutes, imprimer à cette région du nez un mouvement bien marqué de tremblement ou de vibration.

Ce genre de compression est appliqué aussi avec succès dans le coriza, surtout à ses débuts. Une simple pression de quelques minutes, suivie d'insufflations chaudes sur la racine du nez, suffit pour arrêter un rhume de cerveau commençant.

D'après le Dr Frédéric Hoffmann, lorsqu'on exerce une pression du haut en bas sur le nerf phrénique, on obtient la revivification de l'action du diaphragme.

Les compressions ont aussi une action très marquée dans les crises épileptiques, et surtout pour en combattre les prodromes. Il suffit quelquefois de serrer fortement le jarret, la saignée ou le creux de la clavicule pour arrêter *l'aura*.

Percussions

II9. — Les percussions sont encore un excellent moyen mécanique de ramener les sucs nourrissiers là où il semblent ne plus avoir accès.

La percussion pratiquée intelligemment réveille les esprits vitaux et les rappelle à leurs devoirs et à leurs fonctions en attirant les courants vers la partie percutée.

Nous pourrions donner de nombreux exemples de migrations curieuses des courants, la nature produisant spontanément ces sortes de migrations vers les parties du corps qui, par circonstance, ont à subir tout à coup un effort externe plus considérable. En voici un, rendu vulgaire par la fréquence, qui suffira à la démonstration que nous voulons faire :

Lorsqu'on n'a pas une grande habitude du cheval, ou qu'on remonte à cheval après un long repos, le choc et le frottement répétés de la selle développent dans les parties charnues en contact avec elle un tel afflux de vitalité que ces parties s'enflamment et s'excorient. Or, tout homme de cheval sait bien que cet inconvénient désagréable cesse plus radicalement par la continuité d'un exercice soutenu que par des repos intermittents qui ne font parfois que prolonger indéfiniment les excoriations; il faut, malgré la douleur, persévérer dans un exercice journalier qui, loin d'augmenter le mal, finit au contraire par éteindre la sensibilité des parties lésées et amener leur prompte cicatrisation. Ce n'est point, comme on pourrait le croire, que l'épiderme se soit raffermi et durci : l'épiderme n'est pour rien dans le phénomène, il reste après la guérison ce qu'il était avant, aussi souple et aussi délicat : mais c'est l'afflux des *esprits vitaux*, anormalement appelés par un exercice inaccoutumé dans les parties en contact avec la selle, qui cesse d'exister et finit par rentrer peu à peu dans le torrent circulatoire. C'est un équilibre qui se fait. Et voilà comment, même en fournissant une longue carrière, on ne se blesse plus lorsqu'on monte à cheval journellement : on n'a pas l'épiderme plus dur, mais l'organisme, suffisamment équilibré par l'accoutumance, ne laisse plus les courants se porter vers la partie percutée.

Ne frappe-t-on pas dans la paume des mains d'une personne qui s'évanouit, comme si l'on voulait rappeler à la périphérie les esprits vitaux qui refluent vers les centres.

La percussion de la face plantaire des pieds, en attirant énergiquement en bas ce qui se porte trop facilement vers le haut, convient aux personnes menacées d'apoplexie et à celles chez lesquelles le sang, la vie, l'excitabilité, tout enfin se précipite par un invincible courant vers l'encéphale aux dépens du reste de l'économie.

120. — La percussion est un moyen sûr et avantageux de redonner aux muscles émaciés la rondeur et l'ampleur qu'ils ont perdues et de faire tomber les gros ventres; dans ce dernier cas surtout, on évite ainsi le danger des ceintures, des bandages et de tous les agents compressifs, qui ont le grave défaut de refouler la masse intestinale vers le diaphragme et d'occasionner des suffocations ou des congestions nuisibles à la santé.

Après l'emploi des impositions et des passes magnétiques, la percussion est certainement l'agent complémentaire le plus sûr et le plus inoffensif qui permette de remédier à la fois à deux vices de constitution bien opposés en apparence, *l'obésité* et la *maigreur*, en combattant l'inertie des viscères, l'état d'inaction et de stupeur des vaisseaux absorbants, et en favorisant la nutrition des tissus. Dans le cas *d'émaciation*, les percussions donnent de la tonicité aux fonctions et favorisent l'assimilation; dans le cas *d'obésité*, elles forcent les éliminations et poussent l'économie à absorber ses réserves.

Les anciens, nos maîtres en bien des choses, avaient sur le dynamisme vital de meilleures idées que nous.

Partant de ce principe que le double mouvement de *composition* et de *décomposition*, qui résume la vie dans sa plus simple expression, dépend entièrement de l'équilibre des forces vitales, ils attribuaient l'empâtement des tissus ou leur émaciation à une seule et même cause, le manque d'équilibre de ces forces, et d'après eux, qu'il y ait *excédent* ou *déficit* dans les réserves, c'était toujours *l'assimilation* (cette importante fonction de l'organisme chargée d'introduire dans le torrent circulatoire les produits dissous de la digestion) qui ne se faisait pas normalement. La percussion avait pour principal objet de réveiller par une action dynamique la réaction vitale endormie et d'activer mécaniquement la fonction *d'assimilation*.

Les anciens, pour percuter, au lieu de se servir de la main (ce qui est plus profitable à cause de l'action magnétique qu'elle développe), se servaient de deux petits instruments ayant chacun leur usage particulier : *la palette* et *le fléau*.

La palette (*palmula* ou *ferula*) était une espèce de spatule en forme de mince raquette pourvue d'un long manche et faite d'un bois blanc très léger recouvert de peau, de satin ou de velours.

Le fléau se composait d'une vessie de porc, de mouton ou d'agneau, bien gonflée d'air et attachée d'un peu loin à un bâton de façon à pouvoir se manier aisément.

La palette servait à frapper à petits coups répétés les muscles du tronc et des membres dans lesquels on voulait ramener l'afflux du sang, afin de reproduire dans ces parties ainsi flagellées une intumescence favorable à leur développement. Quant au fléau, il était spécialement destiné aux organes souples, tels que le ventre, les hypocondres et l'estomac, qu'on battait à grands coups pour tirer de leur stupeur et de leur inaction les vaisseaux absorbants et redonner ainsi de l'action aux viscères assoupis ou noyés dans l'eau.

La *férulation* (c'est le nom que portait ce mode de traitement) a été vivement recommandée par Galien contre l'hypocondrie et l'hydropisie.

Observez un individu affecté d'hypocondrie, dit M. Dally, il lui semble que ses flancs sont distendus, tuméfiés, boursoufflés, et dans cette idée, qui n'est pas toujours chimérique, il les comprime avec les poings fermés, et ce n'est qu'en les percutant qu'il les soulage, qu'il se procure des éructations bruyantes et quelquefois ces déjections bilieuses qui sont suivies d'un calme si doux! Voilà ce qu'il faut imiter et les percussions agiront mieux encore que les poings du malade.

Pline parle également de la *férulation*, dans ses écrits, et compare malignement les médecins aux maîtres d'écoles parce qu'il se servaient comme eux de la férule.

A Rome, il existait certains établissements où les dames romaines allaient secrètement chercher l'embonpoint et la fraîcheur qui leur manquaient en se prêtant aux coups de palette qu'il fallait y endurer pour redresser certaines défectuosités de plastique. Les hommes usés allaient aussi dans ces établissements dans l'espérance de recouvrer par le traitement de la férulation les facultés qu'ils avaient perdues dans les excès.

En somme, *l'exténuation* des membres par la férule (*membra extenuata ferulis percutienda*) était jadis en très grande vogue. Cette opération, en rendant aux muscles leur développement normal et en donnant en même temps aux ventres flasques et redondants la tonicité qui leur manque, répond assez au *desiderata* si souvent exprimé d'*engraisser* les *maigres* sans les *bouffir* et de *débouffir* les *gras* sans les *émacier*.

121. — La percussion se compose de petits coups cadencés ou irréguliers, espacés ou redoublés et continus, mais avant tout *très légers*, sans commotions violentes, et n'entraînant que peu à peu, par leur continuité, un ébranlement général de l'organe percuté.

La percussion s'exécute avec le plat de la main ou seulement du bout des doigts, n'employant qu'un ou deux doigts ou tous les doigts ensemble, comme si l'on tambourinait.

Quoiqu'on ait employé parfois dans cette opération un instrument comme la palette, la semelle ou la vessie gonflée d'air, il n'est pas d'outil plus intelligent que la main et les doigts pour faire rayonner avec précision les vibrations et les déplacements moléculaires dans les différentes parties de l'organisme vers lesquelles l'action magnétique, par les impositions et les passes, a commencé par faire converger les courants.

Attitudes et mouvements

122. — La nature, par les mouvements organiques spontanés qu'elle produit parfois sous l'influence magnétique dans le cours d'un traitement, nous prouve qu'elle possède par elle-même des moyens puissants pour dissiper les obstructions, résoudre les engorgements, ralentir ou accélérer les mouvements circulatoires, exagérer ou diminuer l'afflux des humeurs dans les articulations, les glandes, les viscères, régulariser l'action des muscles et des nerfs, favoriser les courants dans leur double marche *centrifuge* et *centripète*, en un mot pour détruire une lésion ou rétablir l'unité et l'équilibre de la machine animale.

Voici quelques exemples de ces étonnants phénomènes de gymnastique organique spontanée, que je prends dans la clinique de M. le docteur Huguet de Vars et dans la mienne :

1re OBSERVATION. — Mlle Marie P., âgée de 27 ans, tuberculose. — La malade, pendant les séances magnétiques, faisait des efforts considérables en sens divers et tous en vue d'amener l'élargissement de la cage thoracique trop petite pour le jeu régulier du cœur et des poumons ; c'est ainsi que le corps, renversé en arrière et ne touchant le plan sur lequel il se trouvait que par le sommet de la tête et les talons, formait une sorte de pont sous lequel on aurait pu passer sans toucher la malade. Quoique condamnée par le diagnostic de certaines célébrités médicales, grâce à cette gymnastique autonome la malade guérit. (D' HÉGUET)

2ᵉ OBSERVATION. — Mˡˡᵉ Marie M., 17 ans, tombe du haut mal par suite de l'étroitesse de la boîte crânienne, du péricarde et de la cage thoracique qui compriment le cerveau, le cœur et les poumons.

Pendant une des séances magnétiques, elle se laisse glisser de son siège sur le tapis, s'allonge sur le dos et me prie de monter debout sur sa poitrine, au niveau des clavicules. Je réponds à ce désir, et la malade commence de suite une série de très fortes inspirations pendant lesquelles les organes thoraciques pris entre deux poussées, celle de la respiration et celle de la pression exercée par mon poids, sont obligés de se dilater. Ce travail curatif, inventé par l'instinct de la malade, exécuté par l'intelligence conservatrice que tout être possède, amena, par sa durée et sa répétition de chaque jour, une dilatation de la poitrine telle que le corsage porté par la jeune fille au début de son traitement devint trop étroit de sept centimètres.

Pour élargir le crâne, la malade, donnant ensuite à sa tête une position déclive, se laissa glisser du plan horizontal où elle se trouvait pendant le traitement jusqu'à ce que la tête fût à quelques centimètres du parquet, et garda cette position du torse renversé, la tête en bas, pendant un temps assez long.

Quant au cœur, voici le procédé qu'elle mit en œuvre pour le dilater : après une forte inspiration, elle faisait un effort considérable et retenait le plus longtemps possible dans les poumons l'air inspiré. Pendant ce long effort les battements du pouls et du cœur cessaient progressivement jusqu'à l'arrêt complet de cet organe ; alors la malade reprenait haleine et à ce moment les battements du cœur et du pouls devenaient d'une fréquence telle qu'il eût été difficile de les compter.

Ces alternatives de tension et de détente, ce travail curatif naturel et autonome, si curieux dans ses phases diverses et répondant si bien aux besoins de l'économie, durèrent des mois et furent couronnés par une guérison radicale. (D' HÉGUET)

3ᵉ Observation. — Mⁱˡᵉ Irma B., âgée de 15 ans : chloroanémie compliquée d'une tumeur molle sur le sommet de la tête. — Dès la première séance du traitement magnétique, après un moment de calme, se déclare tout à coup une gymnastique du cou : des mouvements spontanés et autonomes portent alternativement et régulièrement la tête d'une épaule à l'autre.

4ᵉ Observation. — Mⁱˡᵉ Henriette C., tumeur au-dessus de l'aine gauche. — Dès la première séance, sous l'action magnétique, des mouvements de gymnastique organique se produisent spontanément : les muscles se contractent comme sous l'action d'un courant électrique ; ces mouvements ne se produisent que du côté malade ; ce travail musculaire dure cinq heures consécutives les premiers jours, il finit par n'être plus que d'une heure chaque jour. Ces mouvements autonomes eurent certainement pour but de faciliter le cours des liquides et d'aider la résorption de la tumeur abdominale, car la guérison en vint bientôt donner la confirmation (Dʳ Hɢᴀᴇʀ).

À l'appui de ces quatre observations, communiquées par M. le Dʳ Huguet de Vars au Congrès international magnétique de 1889, l'éminent praticien, qui a obtenu de si belles cures magnétiques, ajoute : « Nous avons remarqué dans le cours de nos traitements magnétiques que, chaque fois qu'il y a des modifications organiques profondes et difficiles à produire dans certains viscères, les forces vitales et une partie de la liquidité sanguine, celle des muscles en particulier, viennent en aide aux organes altérés. C'est ce qui se passe dans certains cas de léthargie et de catalepsie qui, loin d'être toujours des états morbides, sont souvent nécessaires pour la dilatation des organes par une accumulation d'emprunt du sang et des forces vitales. C'est ce que nous avons appelé *la migration thérapeutique des forces.* »

Voici au milieu de faits nombreux pris dans ma propre clinique, deux exemples curieux de *ces migrations thérapeutiques :*

1ʳᵉ Oʙsᴇʀᴠᴀᴛɪᴏɴ. — Mᵐᵉ D., 50 ans : tumeurs fibreuses de l'utérus. — Au bout de quelques séances, la malade, commodément étendue sur un canapé, tombe en état cataleptique : ses deux bras s'élèvent lentement et se mettent en croix, étendus et fortement contracturés, ainsi que la mâchoire ; puis le corps tout entier pivote sur les reins, et la malade se trouve avoir en quelques instants changé sa situation confortable contre la position la plus difficile à garder qu'on puisse imaginer. En effet, tout le haut du corps, fortement contracturé, est renversé en arrière ; les reins, fortement cambrés, reposent à peine par un point de contact sur l'arête vive du canapé ; les jambes raidies posent sur le parquet, et le bassin pointe avec effort en avant. Le corps dans cette position perpendiculaire à l'ancienne, semblable à une planche placée en travers du canapé, reste ainsi rigide pendant toute la durée de la magnétisation, et lorsqu'à la fin de la séance les passes de dégagement viennent à tirer la malade de son état cataleptique, non seulement elle n'éprouve aucune fatigue de cette pose forcée, mais au contraire cette tension continue semble lui avoir apporté un grand soulagement.

Ce phénomène se renouvelle régulièrement à chaque séance jusqu'à ce que, la malade ayant éprouvé dans son état une notable amélioration, il cesse tout à coup. Il est probable que l'attitude prise inconsciemment par la malade dès qu'elle tombait sous l'influence magnétique était indispensable à la migration des courants, et que la catalepsie du haut du corps et des membres, en suspendant la vie dans ces parties, favorisait la centralisation des esprits vitaux sur les chapelets fibreux qui envahissaient le bassin, car ces chapelets ayant éprouvé un déplacement notable sous l'effort tenté par la nature, toute gymnastique organique cessa.

2ᵉ Observation. — M. l'abbé R., 61 ans, très vives douleurs dans le genou droit et la cuisse à la suite d'une ancienne fracture du fémur qui avait déterminé des troubles musculaires et une périostite.

Au bout de quelques semaines de traitement magnétique, de fortes contractions musculaires se produisent dans la cuisse, et peu à peu la jambe tout entière et le corps éprouvent de violentes secousses sous l'influence des actions à distance pratiquées même à plusieurs mètres. Ce phénomène se renouvelle à chaque séance pendant une quinzaine de jours, puis disparaît progressivement, en même temps qu'une amélioration notable dans l'état du malade se manifeste.

Cette gymnastique organique, survenue si inopinément et disparue de même, avait évidemment favorisé, par une *migration* thérapeutique des forces, la reprise régulière des courants dans le membre malade et fait cesser un état nerveux congestif que l'inflammation des tissus contribuait à entretenir.

123. — Les nombreux exemples qui précèdent et que nous pourrions multiplier indéfiniment démontrent suffisamment que l'organisme provoque parfois spontanément des mouvements et des attitudes propres à seconder l'effort vital des courants développés par l'action magnétique. Il faut donc non seulement favoriser de toutes façons le développement de ces phénomènes lorsqu'ils se présentent, mais il faut aussi chercher, dans certaines circonstances (imitant en cela les œuvres de la nature) à donner au corps du malade les attitudes les plus propres à hâter la guérison.

Ces attitudes et ces mouvements exercent artificiellement une influence sur les organes et sur les fonctions qui, à leur tour, impriment aux tissus des modifications sensibles. Or, comme le dernier mot de toute modification à apporter dans l'organisme par un agent thérapeutique quelconque est une évolution vitale, l'art de guérir réside surtout dans l'art de seconder les mouvements vitaux ou organo-biologiques les mieux appropriés à la résolution des désordres de l'économie. C'est ce que prévoyait déjà en 1848 M. le Dr Bonnet, professeur de clinique chirurgicale à Lyon, en préconisant, comme le premier pas à faire dans la voie thérapeutique, *le traitement des maladies par l'exercice des fonctions.*

124. — De tous les agents susceptibles de réveiller les actions organo-biologiques par lesquelles la machine humaine fonctionne, se développe, s'entretient et se répare, la force nerveuse magnétique est assurément l'agent qui procède le mieux au traitement des maladies, non seulement par l'*exercice* des fonctions, mais par leur *équilibre*.

Claude Bernard, le célèbre physiologiste, dans ses recherches expérimentales sur le *grand sympathique* montre par le fait suivant les métamorphoses que peuvent subir les tissus vivants sous l'influence spéciale du système nerveux :

Expérience. — Le patient étant placé dans une attitude telle que toute la région abdominale soit dans un grand état de tension, couché par exemple le haut du corps un peu en arrière et les bras élevés et bien tendus, l'opérateur se place devant lui, porte un doigt sur le point ombilical, les autres doigts formant point d'appui, et par une légère pression vibratoire perpendiculaire au plan du corps et continuée pendant dix ou quinze secondes, il communique aux ganglions du grand sympathique les vibrations du doigt. Après un temps de repos égal à celui de l'action, il répète trois fois le même mouvement.

L'effet immédiat de ce mouvement est de provoquer un léger accroissement de chaleur dans les parties auxquelles se distribuent les ramifications du nerf sympathique et de régulariser les fonctions naturelles de la région mésentérique.

Ce mouvement d'innervation du grand sympathique paraît éminemment utile pour la résolution des diathèses morbides, spécialement des maladies chroniques dans lesquelles on a constaté le trouble habituel des fonctions de ce nerf.

Si l'on fait un rapprochement entre cet essai tenté, par le grand physiologiste, de l'application du mouvement artificiel à la thérapeutique et les phénomènes de mouvement naturel spontanément développés dans les cures citées plus haut (122) on ne peut s'empêcher de constater une singulière concordance qui ne peraet aucun doute sur l'immuabilité des voies employées par la nature pour rétablir l'équilibre des fonctions.

125. — Les procédés artificiels les mieux appropriés pour favoriser dans l'organisme humain la *migration thérapeutique des forces* sont les *attitudes* et les *mouvements*.

126. — Les attitudes varient selon chaque cas particulier : la pratique et l'expérience peuvent seuls guider l'opérateur dans le choix de l'attitude qui convient le mieux au patient, il le fait tenir assis, couché ou debout, il lui fait lever, étendre ou plier les membres, incliner le torse à droite ou à gauche, etc.

Les bras fortement élevés en l'air au dessus de la tête arrêtent l'écoulement du sang dans les hémorragies nasales et favorisent l'émission des urines dans les rétentions.

Pendant la marche d'un détachement de troupes, au mois de juillet, vingt-huit épistaxis, dont plusieurs très abondantes survinrent sous l'influence d'une insolation prolongée. Sans détacher aucune partie de l'uniforme du soldat et sans interrompre sa marche, on lui élevait brusquement les bras en lui faisant tenir la tête haute, le corps droit, les mains jointes par dessus le schako, en lui recommandant de ne respirer que par la bouche. Si le sang ne s'écoulait que par une narine, il suffisait de tenir élevé le bras correspondant, l'autre soutenait le fusil : l'hémorragie cessait avec une étonnante rapidité (*Gazette hebdomadaire de médecine et chirurgie de Paris*, 1855).

Il existait en Chine une méthode de médecine fort ancienne appelée le *Cong-Fou*, sorte de gymnastique médicale qui consistait en trois parties essentielles :

1° Les diverses positions du corps ;

2° L'art d'en varier les attitudes ;

3° L'art de varier les aspirations et les expirations pendant la durée de ces positions et de ces attitudes.

Les physiciens chinois expliquaient ainsi les résultats que l'on pouvait tirer des positions et des attitudes du corps :

La situation horizontale diminue l'obstacle de la pesanteur et par conséquent est plus favorable à la circulation.

Celle d'être debout, laissant à l'action de la pesanteur toute sa résistance, est moins favorable à la circulation.

Par la même raison, selon que l'on tient les bras, les pieds et la tête ou levés ou inclinés ou courbés, on modifie d'une certaine façon la circulation.

Ce qui retarde la circulation sur un point lui donne plus de force ailleurs.

Plus la circulation a été gênée dans un endroit, plus son impétuosité augmente lorsque l'obstacle est levé.

Il s'ensuit de là que les diverses postures du *Cong-Fou*, bien dirigées, doivent opérer un dégagement salutaire dans toutes les maladies qui viennent d'une circulation embarrassée ou retardée ou même interrompue (DALLY).

127. — Les mouvements se divisent en trois genres : mouvements *actifs*, mouvements *demi-actifs* et mouvements *passifs*.

128. — Les mouvements *actifs* sont produits sous l'influence de la volonté propre de la personne qui les exécute avec ou sans appareils : exercices gymnastiques libres ou exercices avec des poids, des massues, etc.....

129. — Les mouvements *demi-actifs* consistent en ce que le patient exécute un mouvement tandis que l'opérateur oppose de la résistance et cherche à empêcher le mouvement ou *vice versâ* l'opérateur exécute le mouvement et le patient lui résiste. La résistance peut aussi être produite par des machines.

130. — Dans les mouvements *passifs* ou *communiqués*, l'action tout entière vient de l'opérateur, le patient n'oppose aucune résistance.

Les mouvements passifs peuvent varier de mille façons selon les cas spéciaux qui se présentent : on peut employer l'action isolée ou les actions combinées de la *pression*, du *choc*, de la *vibration*, de l'*oscillation*, de l'*abduction*, de l'*adduction*, de la *flexion*, de l'*extension*, de la *rotation*, de la *torsion* ou du *frottement*.

131. — Ce sont les attitudes et les mouvements *passifs* qui répondent le mieux à l'action magnétique, parce que, dans ce mode d'application du mouvement, le sujet subit passivement l'effet de l'impulsion dirigée ou communiquée. Seulement l'opérateur doit porter tous ses soins à ménager l'intensité de l'impulsion qu'il communique au patient afin d'éviter à celui-ci tout excès nuisible de fatigue. Il faut exclure de ces manipulations artificielles toute rudesse et toute violence qui auraient un double résultat pernicieux, celui de gêner l'action des courants et celui de faire perdre à l'opérateur lui-même, par un emploi exagéré de ses forces musculaires, une notable partie de sa puissance radiante.

Dans tous ses actes, l'opérateur doit se pénétrer de ce principe qu'aucune action étrangère ne peut se substituer à celle de l'organisme, et que la machine humaine, dans une suite non interrompue d'actions et de réactions physiologiques, chimiques, physiques et mécaniques coordonnées dans l'unité de son être et de son existence, secrète *elle-même* ses liquides, renouvelle sans cesse ses particules élémentaires, ses tissus, ses formes, ses appareils, élimine *elle-même* ce qui nuit au jeu régulier et normal de ses fonctions, se conserve *elle-même* et répare *elle-même* par ses propres mouvements les désordres qui ont pu se produire dans l'une de ses parties ou dans toutes (DALLY).

Spectateur de l'admirable travail de la nature que sa puissance d'émission radiante a réveillé et mis en œuvre, l'opérateur doit se borner à suivre de son mieux ce travail dans tous ses développements, sans risquer de l'entraver par une intervention maladroite et violente ou une hâte intempestive.

Les masseurs professionnels se conforment rarement aux sages et prudentes prescriptions dont nous venons de parler, leurs pressions s'exercent invariablement de la périphérie au centre dans cette pensée que c'est dans le sens des veines et des vaisseaux lymphatiques que doivent être dirigés les liquides épanchés pour qu'ils puissent être résorbés. Ils appellent cela « *donner un coup de balai dans la direction de l'égout collecteur* ». Leur main, se substituant mécaniquement à l'influx vital, qui en réalité domine tout le mouvement circulatoire, intervient la plupart du temps avec une violence plutôt perturbatrice que bienfaisante.

Parmi les rares praticiens qui comprennent leur art au point de vue vraiment physiologique, il en est un surtout que j'ai été à même d'apprécier comme suivant, selon moi, les plus excellentes traditions.

C'est M. Armand Voisel, très connu à Paris qui, dans une intéressante communication faite au Congrès international du magnétisme de 1889, disait à propos du massage : « Il y a deux actions distinctes dans le massage, l'une physique et l'autre vitale. Ce n'est point, comme on le croit dans la force déployée que gît l'agent curatif principal, c'est dans l'effet dynamique. »

132. — Chez les vieillards, par une action combinée du magnétisme et des mouvements passifs, on arrive à activer suffisamment les phénomènes de combustion lente, de rénovation moléculaire et d'élimination excrémentitielle, de façon à retarder l'incrustation minérale des os, des membranes et des tissus, et l'on favorise ainsi la longévité ; mais où les attitudes et les mouvements, adjoints avec art, prudence et constance à l'action magnétique, peuvent produire de merveilleux effets, c'est sur l'organisme des jeunes enfants au moment de la période de croissance. Si, au lieu de traiter les déviations de croissance par les appareils à extension forcée, les vis à compression, les brodequins et les corsets métalliques, on faisait appel aux forces vitales et *à la tendance naturelle de l'organisme vers la santé*, on éviterait certainement bien des difformités qui deviennent sans cela pour toujours incurables.

L'orthopédie, telle qu'elle est comprise aujourd'hui, est une véritable aberration de l'esprit humain, car, par son action antiphysiologique et ses appareils de compression forcée, elle place les organes dans des conditions telles qu'au lieu d'y ramener le mouvement et la vie qui leur est indispensable, elle les immobilise, produit de nouvelles rétractions musculaires, augmente celles qui existaient, et par la persistance d'un même point d'appui affaiblit et détériore au lieu de fortifier et guérir.

En organo-mécanisme, au contraire, la main de l'opérateur choisit dans la production du mouvement ses points d'appui partout où ils sont nécessaires et toujours *momentanément*, en sorte qu'il n'est pas un point de l'organisme, soit à l'intérieur, soit à l'extérieur, qu'on ne puisse ainsi, en vertu des lois de la nature, rappeler à des conditions de force et d'harmonie (DALLY).

On combine parfois l'orthopédie et les manipulations, mais, quoi qu'on fasse, comme les agents auxiliaires ne peuvent rien sans l'action magnétique pour fortifier les centres d'innervation de l'organisme, il arrive généralement que tout moyen artificiel employé seul échoue. Comment en effet une moelle épinière ou un cervelet affectés profondément par la *chloro-anémie* ou la *scrofule* pourraient-ils donner naissance à des nerfs sains et fonctionnant bien ? Il faut donc, avant tout, renforcer les sources de la motilité, il faut équilibrer la *vie de re-*

lation et la *vie végétative* de façon que l'une ne l'emporte pas sur l'autre, et c'est à l'action magnétique seule, précédant toute espèce de manipulations artificielles, qu'on peut demander l'accomplissement intégral du phénomène vital.

Par une action combinée sur l'innervation générale on arrive souvent à ramener la vie et le mouvement dans les muscles frappés de paralysie.

Par des actions spéciales sur la région abdominale on parvient également à combattre avec succès certains états chlorotiques dus à une trop grande inaction ou à la compression du ventre soit par le corset, soit par une attitude habituellement infléchie sur l'abdomen : on vient à bout enfin de la constipation, de l'hypocondrie, des descentes, et partiment de toutes les affections dues à des troubles intestinaux ou à des altérations du système de la *veine-porte.*

CHAPITRE IX

Des insufflations

133. — Le souffle porte avec lui la vie : c'est une émanation personnelle active. L'insufflation doit donc avoir une action curative. Elle en a une très puissante en effet.

Les effets bienfaisants de l'insufflation ont été observés de tout temps comme ceux du toucher, et dès les premiers moments de la renaissance du magnétisme, le souffle fut signalé comme un des moyens magnétiques les plus actifs.

« Chez quelques sujets, dit M. de Jussieu dans son savant et judicieux rapport au Roi, la chaleur insinuée dans l'estomac par le souffle se répandait assez promptement dans tout le corps et déterminait des moiteurs et des sueurs. »

« J'use, dit M. de Bruno, d'un procédé dilatant, calmant et fortifiant : c'est celui du souffle chaud sur la partie irritée et où les douleurs sont très vives. Je me sers du souffle dans plusieurs circonstances et je le fais toujours avec succès. » (AUBIN GAUTHIER.)

134. — L'insufflation est *chaude* ou *froide*. L'insufflation chaude est à la fois tonique, dilatante, dissolvante et calmante. L'insufflation froide est rafraîchissante. L'une active les courants et *charge*, l'autre rompt les courants et *dégage*.

135. — Pour souffler *chaud*, on pose sur la partie du corps que l'on veut actionner une étoffe pliée en quatre comme un mouchoir (laine, toile ou coton), la flanelle blanche est préférable. On applique la bouche sur cette étoffe, et, ménageant bien son haleine, on pousse une expiration très lente et aussi prolongée que possible, sans employer ni contraction ni force. Quand on est arrivé au bout de l'expiration et que l'on sent que le souffle va manquer, on se relève, on aspire longuement devant soi, dans le vide, pour remplir d'air les poumons, et après avoir ainsi repris carrière, on pose de nouveau ses lèvres sur l'étoffe et on commence une autre insufflation.

On continue ainsi en prenant soin, entre chaque insufflation, de ne jamais reprendre haleine en gardant les lèvres appuyées sur l'étoffe : outre le danger d'absorptions plus ou moins malsaines pour l'opérateur, cette façon de faire pourrait nuire dans une certaine mesure à l'effet propulsif qui est le caractère spécial de l'insufflation.

Il ne faut non plus jamais souffler *chaud* directement sur la peau en posant les lèvres à nu : outre le mauvais effet que peuvent produire les attouchements que la décence exclut, l'insufflation chaude prolongée n'a vraiment toute son action que lorsqu'elle est pratiquée à travers un corps perméable intermédiaire, l'épaisseur des vêtements et des couvertures favorisant plutôt l'action du souffle au lieu de lui nuire.

136. — Il y a lieu parfois, cependant, d'exercer une action chaude par le souffle sur certaines parties que les convenances permettent d'insuffler directement, telles que les doigts, la main, le bras, l'œil, quelques articulations, le sommet de la tête. On peut alors souffler à nu sans employer d'étoffe intermédiaire. Dans ce cas on fait l'insufflation à une distance de quelques centimètres et sans poser les lèvres et, au lieu d'une longue expiration, on en fait de très courtes successives, *comme lorsque dans les grands froids on cherche à se réchauffer les doigts pour éviter l'onglée.* Ces insufflations chaudes à distance sont encore plus dilatantes et calmantes que les premières. Elles s'emploient surtout avec avantage dans tous les états congestifs sanguins ou purulents, panaris, maux d'aventure, orgelets ou compères-loriots, brûlures, fluxions et migraines.

J'eus l'occasion de faire un jour sur moi-même une épreuve assez concluante de l'effet bienfaisant de ces insufflations à distance :

Il y a une vingtaine d'années, étant au coin de mon feu, j'eus la maladresse en prenant une tasse de thé de renverser par un faux mouvement tout le contenu de ma tasse, et le liquide bouillant me brûla assez profondément le dessus de la main gauche. L'idée me vint de tirer de ce petit incident une expérience, et divisant en deux parties égales par une raie de crayon la surface échaudée, je m'attachai avec persévérance toute la soirée à insuffler l'une des moitiés en

voilant l'autre d'un carton et la laissant livrée à elle-même.
Le lendemain matin, je constatai que jusqu'à la limite tracée
au crayon, l'épiderme de la partie insufflée la veille ne
portait plus trace de brûlure, tandis que, à partir de
cette limite, le mal avait suivi son cours et l'épiderme de la
partie non insufflée était tuméfiée. Cette épreuve me parut
concluante.

137. — Les insufflations chaudes ont un grand effet
sur les articulations, sur le sommet de la tête, le cervelet,
les tempes, les yeux, les oreilles, le cœur, l'épigastre, la
rate, le foie, la colonne vertébrale et les reins.

Elles combattent les obstructions, les engorgements
les syncopes, les asphyxies, les maux d'estomac, les coliques hépatiques ou néphrétiques, les migraines, les
affections glanduleuses, la catalepsie, la léthargie, les
maux d'oreille, la surdité, les suppressions, etc.

Elles favorisent le mouvement circulatoire de tous les
liquides de l'économie et la transpiration, elles réveillent
les mouvements du cœur et de la respiration.

Dans les contractions spasmodiques, l'insufflation faite
sur une région où passe le tronc principal des nerfs qui
vont se distribuer dans un membre suffit pour déroidir et
assouplir toutes les parties qui reçoivent de ce tronc nerveux la vie et le mouvement ; et pour faire cesser le
spasme ou la contraction, quand l'insufflation a produit
son effet, que le calme est survenu et que la douleur a
été soulagée, on cesse de souffler et l'on entraîne vers
les extrémités à l'aide de passes à distance (102).

Après un accouchement laborieux fait par le Dr Thiriat,
l'enfant était venu au monde à moitié asphyxié. Malgré les

moyens usités en pareil cas, M. Thiriat, professeur d'accouchement et médecin des eaux de Plombières, ne réussissant pas à le rappeler à la vie, se décida à agir plus directement sur le cœur et le diaphragme : il appliqua sur la région de ces deux organes un linge sec et propre et il commença à souffler à chaud sur le cœur, puis sur toute la surface du thorax, et il parvint ainsi à établir le jeu régulier de la respiration en déterminant chez l'enfant une première inspiration profonde. « Cette espèce de résurrection que je désespérais d'obtenir par les moyens ordinaires, dit M. le D' Thiriat, fut assurée après une heure environ d'influx magnétique » (*Extrait de la bibliothèque du magnétisme, t. IV, page 119*).

J'ai eu maintes fois l'occasion moi-même de constater la vertu curative des insufflations, et personnellement je leur dois un véritable tribut de reconnaissance, car dans deux cas très graves elles m'ont permis de rendre la santé à mon fils.

Voici le premier cas :

Mon fils avait alors cinq ou six ans. Une nuit nous fûmes réveillés en sursaut par ses cris : l'enfant suffoquait. Au premier coup d'œil je jugeai de la gravité de son état : la voix était sourde et sifflante, les yeux creusés se remplissaient de larmes. Le nez pincé, les muscles du cou raidis, les violents spasmes qui partaient du diaphragme, la tête rejetée en arrière, la bouche ouverte, les narines tremblantes et cherchant en vain le souffle qui leur manquait, tout indiquait qu'il n'y avait pas un moment à perdre. Concentrant toute mon énergie vitale dans la pensée de disputer mon enfant au péril qui semblait le menacer, je me mis à le magnétiser. Je commençai par dégager la gorge en promenant

lentement mes doigts en pointe depuis le derrière des
oreilles jusqu'aux épaules en suivant le trajet des jugulaires,
puis je multipliai les insufflations chaudes par devant sur le
cou, puis derrière les oreilles et sur la nuque. Lorsque la
suffocation arrivait, que le petit malade se dressait anxieux
sur l'oreiller et renversait violemment ensuite la tête en
arrière prêt à perdre le souffle, je quittais les insufflations
pour imposer fortement les mains, l'une sur les reins,
l'autre sur l'ombilic, de façon à agir sur le diaphragme, et
bientôt les contractions cessaient. Alors je reprenais vigoureusement l'action du souffle que j'appliquais aussi à la base
du cœur et à l'épigastre.

Vers 9 heures du matin, après cinq mortelles heures
pendant lesquelles ma femme et moi nous avions passé
par toutes les alternatives du doute et de l'espérance, non
seulement l'enfant était sauvé, mais de la maladie il ne
restait plus trace, et en voyant notre enfant tout à fait re-
mis nous sourire, nous nous demandions si nous n'avions
pas été le jouet d'un affreux cauchemar.

Dans une autre circonstance, c'était à l'époque où l'in-
fluenza sévissait à Paris, mon fils avait alors 15 ans. Un
dimanche, il s'apprêtait à sortir après le déjeuner lorsque
tout à coup, sans que rien n'ait pu nous faire prévoir ce
qui allait arriver, l'enfant se jeta sur un fauteuil en se
plaignant d'un malaise subit : son visage se décomposait
à vue d'œil, un froid glacial l'envahissait et il se plaignait
de vives douleurs à la nuque. Ces douleurs devinrent en
quelques instants si intenses qu'on dut renoncer à le déshabiller et à le transporter dans son lit ; tout mouvement lui
était douloureux, tout déplacement lui était impossible. Nous
ne savions trop à quoi attribuer ce mal foudroyant qui nous
remplissait d'inquiétude ; en vain cherchait-on à ramener la
chaleur aux extrémités glacées, aucun moyen ne réussissait.

Je pris le parti de m'accroupir devant le fauteuil où gisait presque inanimé mon enfant, je le saisis à bras-le-corps et je lui fis de longues et brûlantes insufflations sur le cœur: cela seul parvint à le ranimer. En peu d'instants la chaleur revint aux pieds, aux mains, au visage; et le sang, en affluant au cerveau, qui jusque-là semblait anémié, provoqua de fortes démangeaisons sur le front et le cuir chevelu. On profita de ce mieux pour déshabiller et coucher le malade, et je m'installai à son chevet, reprenant mes insufflations sur la nuque et sur le cœur et les alternant avec des passes et des impositions. L'enfant tomba dans une demi-somnolence qui vers six heures du soir se termina par une détente finale, nous tirant enfin de notre cruelle anxiété. Tout était fini, il ne restait plus trace de ce mal mystérieux et soudain qui toute l'après-midi nous avait tenus en haleine; l'enfant avait repris son appétit et sa gaieté et tint à se lever immédiatement pour prendre part au dîner comme d'habitude.

Ce fut évidemment aux insufflations que nous dûmes ce changement à vue dans un état critique qui nous avait si fort alarmés. Un de nos amis présent, et qui s'était associé à nos angoisses et à notre joie selon les péripéties du traitement, n'en pouvait croire ses yeux!

138. — Les insufflations n'agissent pas seulement au début des maladies aiguës à marche rapide comme celle que nous venons de citer; dans les longues syncopes, images de la mort, où l'âme semble pour toujours avoir quitté son enveloppe, le souffle chaud relient la vie prête à s'échapper et la rappelle aux fonctions qu'elle doit accomplir.

Les annales magnétiques nous fournissent de nombreux

exemples de résurrections de ce genre. Voici deux faits
dignes d'être notés :

Le premier est ainsi rapporté par M. de Puységur dans
ses *Recherches physiologiques :*

« Madame la princesse de Ligne, née Pozzo di Borgo, qui
certes n'avait jamais entendu parler de Mesmer ni de sa doctrine, avait un de ses enfants au berceau, malade. Obligée
de sortir pour une affaire importante, elle saisit pour s'ab-
senter le moment où son enfant vient de s'endormir, mais
quelle est sa surprise et son effroi lorsqu'en rentrant chez
elle elle voit tous ses gens en larmes : l'enfant gisait inanimé
dans son berceau. Le médecin, qu'on avait appelé en toute
hâte, lui dit-on, n'était point encore arrivé ! Sans plus en-
tendre, sans exhaler aucune plainte, n'obéissant qu'au sentiment maternel qui l'étreint, Madame de Ligne se précipite
vers son enfant, l'enlève du berceau, et dans le transport
de son délire se jette à terre sur le tapis, s'enveloppe avec
le petit corps de tout ce qu'elle peut trouver pour le réchauffer, le presse contre son cœur et le couvre de son souffle.
Elle reste ainsi dans une sorte d'extase douloureuse et
comme anéantie dans sa profonde douleur. Personne n'ose
approcher, aucune force humaine n'eût été capable, d'ailleurs, de l'arracher à cette attraction où son sentiment maternel la tenait magnétiquement attachée, lorsqu'enfin les
cris du petit être la rappellent à la réalité et la tirent de sa
stupeur. Elle se lève, le découvre, l'enfant était sauvé !.....
N'est-ce pas là, dit M. de Puységur, un admirable exemple
de magnétisme instinctif ? »

Le second fait est rapporté par M. le Dr Foissac :

« Parmi les guérisons opérées par M. le Dr Desprez, il en
est une, dit-il, qu'il est important de noter, c'est celle de
sa femme. A la suite de couches, elle éprouva des acci-

dents très graves, contre lesquels tous les secours furent inutiles. La malade perdit ses forces, et, sentant sa fin approcher, adressa à son mari un dernier adieu et resta privée de sentiment. Ses confrères et ses amis, la croyant morte, voulurent arracher M. Desprez de l'appartement, mais retenu par je ne sais quelle espérance, il s'y refusa et les supplia de le laisser seul avec elle. Dès qu'ils sont sortis, il s'empresse de fermer la porte, se déshabille, se couche auprès de sa femme, la prend dans ses bras, et cherche à réchauffer son corps glacé de son souffle et de son contact. Au bout de vingt minutes elle pousse un profond soupir, ouvre les yeux, le reconnaît et recouvre la parole!..... Quelques jours après elle était rendue à la santé. » (FOISSAC : *Rapports sur le magnétisme, page 272*).

Ces deux faits remarquables, que j'avais lus dans Aubin Gauthier, hantaient encore mon esprit quand survint, au 11ᵉ régiment de cuirassiers dont je faisais partie, un terrible accident: Un de nos camarades, le capitaine B., en montant un cheval difficile, fut, par une défense inattendue de sa monture, violemment projeté à terre, sur le pavé, et dans cette chute, la tête ayant porté, il resta sept ou huit jours sans connaissance.

Nous allions tous les jours à l'hôpital où on l'avait transporté prendre des nouvelles de notre infortuné camarade. Je le vois encore étendu comme un cadavre sur ce lit d'hôpital, le visage blême, sans mouvement, les deux bras nus pendant hors du lit au-dessus de vases placés à terre pour recevoir le mince filet de sang qui coulait lentement, goutte à goutte, de la veine ouverte par le bistouri. On essayait de le tirer de son état léthargique en le saignant à blanc.

Cette façon bizarre de rappeler la vie dans ce corps inerte qui semblait exangue révoltait ma logique et mon bon sens, et plusieurs fois, dans ces visites quotidiennes, j'eus la pensée d'enlacer le pauvre moribond dans mes bras et de lui faire des insufflations au cœur, pénétré de cette conviction que je lui rendrais ainsi plus vite la vie que ne pouvaient le faire ces saignées meurtrières; mais, à cette époque, je n'avais encore ni la ferveur, ni l'expérience que la pratique m'a données depuis, et j'avoue à ma honte que je n'eus pas le courage de mon opinion. C'eût été du reste très osé, dans ma position, de me mettre en travers des traditions routinières de l'hôpital, et j'avais à compter avec la discipline militaire qui maintient toutes les initiatives dans le rang!

Le huitième jour seulement notre pauvre camarade reprit connaissance, mais à la suite du traitement qu'il avait subi il resta dans un tel état de prostration qu'après une longue convalescence le cerveau anémié vit poindre la folie, et quelques mois plus tard survint la mort.

Mon intervention, aussitôt après l'accident, eût-elle réussi à sauver mon camarade? Je ne l'eusse pas affirmé alors; mais aujourd'hui, après tout ce que j'ai vu, j'en ai l'intime conviction, et cette pensée depuis vingt ans m'a souvent donné des regrets.

139. — L'insufflation est un des moyens d'*auscultation* les plus sûrs.

Lorsque l'insufflation développe une bonne et douce chaleur et que le courant calorique se répercute profondément et au loin en se ramifiant dans les organes voisins de l'endroit où l'on souffle chaud, c'est un signe de circulation libre et normale.

Si l'insufflation ne développe aucune chaleur ou fort peu tout au moins, et que le calorique ne rayonne pas autour du point insufflé, c'est signe que les parties sont congestionnées et qu'on est en présence d'un état congestif sanguin plus ou moins accentué.

Enfin si l'insufflation développe une cuisson, un picotement, la sensation pénible d'un contact plus ou moins douloureux, une brûlure, c'est qu'au point insufflé il y a obstruction et défaut de circulation nerveuse.

Pour ausculter la colonne vertébrale on fait coucher le patient sur le ventre et l'on fait des insufflations successives à partir de la nuque jusqu'au bas des reins, et en suivant chaque vertèbre aux points d'insertion des branches nerveuses.

En suivant cette méthode, j'ai souvent pu découvrir des points malades là où les moyens d'auscultation ordinaires n'avaient rien pu trouver.

Un M. R., 60 ans, atteint de troubles graves à la vessie, avait été souvent ausculté par plusieurs praticiens spécialistes qui n'avaient rien constaté d'anormal dans la colonne vertébrale. Je fis placer M. R. sur le lit et je me mis en devoir d'explorer le trajet rachidien par le souffle. Lorsque j'arrivai à hauteur des vertèbres lombaires, mon malade, qui n'avait pas bougé sous mes premières insufflations, fit un brusque mouvement en me demandant ce que je venais de lui enfoncer dans le dos. J'eus beaucoup de peine à lui démontrer que mon action avait été uniforme et que c'était mon souffle seul qui avait déterminé cette sensation douloureuse. Je dus recommencer plusieurs fois pour le convaincre, et après plusieurs épreuves il fut absolument démontré qu'à hauteur des premières vertèbres lombaires il y avait une région très limitée qui recevait de mon souffle une action toute différente de celle exercée au-dessus et au-dessous. Ce point correspondait au principal tronc nerveux qui va précisément porter l'innervation à la vessie et à tous les organes qui en dépendent. Au bout de quelques semaines, lorsque le traitement magnétique eut régularisé la circulation nerveuse, la sensibilité morbide de ce point lombaire disparut, l'innervation se faisait désormais sans arrêt et sans obstacle...

140. — L'insufflation *froide*, avons-nous dit, possède une action essentiellement *dégageante* et *rafraîchissante*. C'est un des plus puissants procédés de *dégagement* dont nous parlerons plus loin.

Pour souffler *froid*, on se place à une distance de 50 centimètres à un mètre et on dirige sur le point qu'on veut actionner un souffle rapide et violent, *comme si l'on voulait souffler de loin une lumière, et l'éteindre.*

Le souffle froid s'emploie avec avantage dans les maux de tête, les agitations fébriles, les convulsions, les attaques nerveuses.

Si en magnétisant on a trop chargé la tête ou l'épigastre, on est sûr de les débarrasser en soufflant froid et de loin (DELEUZE).

141. — Quand on veut faire une insufflation sur un mal qui répugne à insuffler directement, on peut employer un tube de verre long de 20 à 30 centimètres et d'un diamètre un peu fort. On place l'extrémité inférieure dans une étoffe qu'on pose sur la partie malade, on appuie les lèvres sur l'autre extrémité et le souffle pénètre aussi bien que si la bouche était en contact.

CHAPITRE X

Des dégagements

142. — Si tout le monde est magnétisable (38), tout le
monde n'éprouve pas au même degré les effets magnétiques : il y a des sujets plus ou moins sensibles. Il peut
donc se faire qu'un sujet se trouve momentanément incommodé par une action rayonnante trop vive. Dans ce
cas la tête s'alourdit, la poitrine est oppressée ; non seulement alors il faut modérer l'action, mais il faut *dégager*.

D'un autre côté, comme les effets à distance, impositions fixes (97) et passes lentes (101), attirent plus spécialement l'action des courants sur les parties visées et
que les forces nerveuses s'accumulent dans ces parties
(57), il arrive souvent qu'une action partielle trop prolongée sur tel ou tel point de l'organisme produise en ce
point une contracture ou un spasme qu'il est nécessaire

de détruire. On fait cesser contracture ou spasme en *dé-gageant* partiellement.

Il existe donc des procédés dits de *dégagement* qui sont utiles à connaître.

Ces procédés se composent *d'impositions*, de *passes* et d'*insufflations*.

Impositions de dégagement

143. — Les impositions de dégagement se font comme les impositions ordinaires (59, 60 et suivants) avec cette différence que la paume de la main seule doit poser sur le point qu'on veut dégager, et que les doigts, au lieu d'être allongés sur les parties avoisinantes, doivent être cambrés et tenus droits et écartés en l'air, pour faciliter l'écoulement des courants par leurs cinq pointes.

Passes de dégagement

144. — Les passes de dégagement se composent de passes *transversales* et de passes *perpendiculaires*.

145. — La passe *transversale* se fait de la manière suivante : se placer debout devant le sujet, étendre les deux bras en avant, les mains ouvertes tournées dos à dos, les pouces en bas, la pointe des doigts à quelque distance du corps du sujet (de 30 à 50 centimètres). Dans cette position, ouvrir brusquement et d'un coup sec les deux bras toujours tendus horizontalement et revenir vivement à la position première pour en repartir de même. C'est ce mouvement vif et alternatif des deux bras dans le sens horizontal, où chaque main fait à droite et à gauche l'office d'éventail, qui constitue la passe *transversale*.

On dégage *partiellement* un point de l'organisme en faisant trois ou quatre de ces mouvements alternatifs en face du point à dégager.

Si l'on veut opérer un dégagement *général*, on exécute une série ininterrompue de ces mouvements alternatifs en commençant à hauteur du front et en abaissant successivement la ligne de dégagement du front à la poitrine et de la poitrine aux pieds.

La passe *transversale* s'exécute aussi d'une seule main, de la main droite par exemple, en fouettant l'air vivement, de cette main, au-dessus de la partie qu'on veut dégager, *comme lorsqu'on attise le feu d'un brasero avec un écran.*

146. — Les passes *perpendiculaires* ne s'emploient qu'à la fin des séances, après les passes *transversales.* Elles s'exécutent ainsi : le sujet est debout, on se place à l'un de ses côtés, et, opposant les mains étendues et se faisant face au-dessus de sa tête, on les descend rapidement, l'une devant et l'autre derrière le corps, jusqu'au plancher. On fait ainsi cinq ou six passes de suite, en prenant la précaution d'écarter les mains en remontant.

Au lieu de se placer sur le côté, on peut aussi se placer devant ou derrière le sujet et faire, en suivant des mains les deux côtés du corps, une série de passes semblables.

147. — Toute passe de dégagement, qu'elle soit *trans-*

versale ou *perpendiculaire*, doit être vivement faite ;
c'est surtout son caractère spécial, plus elle est vive et
rapide et plus elle *dégage*.

Insufflations de dégagement

148. — Le dégagement par le souffle se fait en soufflant *froid* à distance et très vivement, comme il a été
dit plus haut (140).

149. — Toute action à distance, impositions fixes (97)
ou passes lentes (101) peuvent produire des contractures,
comme il a été dit plus haut (142).

La résolution des contractures ainsi produites s'obtient
par *le toucher* et les procédés de dégagement suivants :

150. — Contracture de la mâchoire. Toucher légèrement les deux maxillaires du bout des doigts avec les
deux mains depuis l'oreille jusqu'au menton, et terminer
ce double contact en cet endroit par une action vive de
retrait vers soi, *comme si l'on voulait arracher quelque
chose.*

Si deux ou trois passes de ce genre, faites coup sur
coup, ne suffisent pas pour produire la résolution de la
contracture, souffler *froid* à distance sur les maxillaires
et faire des passes transversales devant la bouche.

151. — Contracture du cou. Toucher légèrement
les muscles du cou du bout des doigts avec les deux
mains, depuis la nuque jusqu'au-dessous du menton ou
du derrière des oreilles jusqu'au bout des épaules en passant sur les jugulaires, et terminer cette passe par la

vive action de retrait prescrite plus haut (150), souffler froid sur la nuque et faire des passes transversales.

152. — Contracture du bras. Faire avec les deux mains, ou avec une seule, une passe *très vive* à distance (ou en effleurant du bout des doigts) depuis l'épaule jusqu'au bout du bras, et terminer la passe par une action vive de retrait, souffler froid sur la saignée et le poignet et faire des passes transversales.

153. — Contracture de la jambe. Faire avec les deux mains, ou avec une seule, une passe *très vive* à distance (ou en effleurant du bout des doigts) depuis la hanche jusqu'au bout du pied, et terminer la passe par une action vive de retrait, souffler froid sur le jarret et la cheville et faire des passes transversales.

154. — Contracture du diaphragme. Faire avec les deux mains une passe *très vive* à distance (ou en effleurant du bout des doigts) depuis l'épigastre jusqu'aux hanches, et terminer la passe par une action vive de retrait, souffler froid sur l'épigastre et faire des passes transversales.

155. — Contracture générale. Si le corps est contracturé dans sa totalité, faire successivement les passes de dégagement prescrites plus haut sur les bras (152), sur les jambes (153) et sur l'épigastre (154), souffler froid sur le front et sur l'épigastre et faire des passes transversales de la tête aux pieds (143).

156. — Une contracture n'est pas toujours le résultat d'une seule et même cause. Chez chaque sujet, en raison de son idiosyncrasie et de son tempérament, les courants *centrifuges* et *centripètes* sont loin de s'équilibrer de la même façon ; chez tel sujet la contracture vient d'un excès de *condensation dispersive (effet centrifuge)*, chez tel autre d'un excès de *condensation résolutive (effet centripète)* (108).

Or, d'un autre côté, comme les actions magnétiques ont, selon leur nature, un effet *concentrique* ou *excentrique* plus ou moins marqué sur les courants, il peut se faire, en certains cas, que la résolution d'une contracture s'obtienne par des procédés tout à fait opposés. Chez tel sujet, par exemple, on contracture *à distance* et le plus léger contact suffit pour amener la *résolution* ; chez tel autre, au contraire, le moindre contact contracture et la *résolution* ne peut se faire qu'à distance.

C'est la sagacité seule de l'opérateur qui peut le guider dans le choix des moyens appropriés.

J'ai eu fréquemment l'occasion de constater dans la production du phénomène cette singulière anomalie, qui, en fait, n'est qu'apparente, car elle tient au jeu naturel des forces *excentriques* et *concentriques* des courants. En voici un exemple :

Mme M., 28 ans, hypertrophie de l'ovaire droit, contracture de tout le côté droit du corps.

Aussitôt dans l'état magnétique, la contracture du côté droit cesse spontanément et tous les membres redeviennent souple. Seulement le sujet est d'une sensibilité magnétique extrême, à tel point que le plus léger contact étranger, un simple frôlement sur les vêtements ou sur l'épiderme, suffisent pour provoquer instantanément un état cataleptique général dont on ne peut faire sortir le sujet qu'avec beaucoup d'efforts et en s'éloignant de lui d'au moins cinq ou six mètres. Un jour qu'en lui parlant j'avais touché par inégarde Mⁱˡˡᵉ M., je dus mettre plus d'une heure pour faire cesser la catalepsie foudroyante produite par mon contact : la détente se produisait lentement quand je me retirais au bout de la chambre, mais aussitôt que je m'approchais du lit de la malade, la catalepsie se manifestait de nouveau. Il me fallut passer dans la pièce voisine, dont la porte resta ouverte, pour la dégager complètement, et quand, après bien des ménagements, j'y fus parvenu, je quittai l'appartement sans rentrer dans la chambre de la malade.

C'est là un cas de sensibilité magnétique tout à fait exceptionnel, heureusement ; mais il démontre que, contrairement à ce qui se passe le plus ordinairement, le contact peut déterminer des contractures au lieu d'en amener la résolution.

157. — Il existe sur le *dégagement* une opinion erronée qu'il faut signaler et qui provient d'un vieux préjugé basé sur la théorie des *fluides* : certains magnétiseurs croient encore aujourd'hui au *bon* et au *mauvais* fluide ; les procédés dits *purificatoires* qu'ils emploient, soit avant soit après chaque magnétisation, en témoignent.

Quand le malade imbu de cette erreur vous dit, lorsque vous le dégagez à la fin d'une séance : « Ne m'ôtez pas trop de mon bon fluide ! » il se trompe. *On ne lui ôte rien par le dégagement.*

Le dégagement est une opération qui a simplement pour objet de *rompre le courant.* Il est facile de s'en rendre compte lorsqu'un bras contracturé, maintenu horizontalement dans une position absolument rigide par la contracture, tombe tout à coup sous l'impulsion énergique d'un seul souffle froid à distance, ou lorsqu'un sujet sensible, maintenu depuis quelque temps sous la puissance de l'émisson radiante, se renverse subitement en arrière sous le souffle froid rapide que vous lui projetez au front, comme si le fil qui le retenait sous le charme se rompait tout à coup.

Le dégagement est une action purement dynamique.

CHAPITRE XI

Des Traitements

158. — Il faut bien distinguer entre un traitement magnétique et une magnétisasion accidentelle et passagère. Une douleur, une névralgie, un mouvement de fièvre, un commencement de rhume, une fonction momentanément suspendue se guérissent rapidement ; il suffit souvent d'une ou de deux magnétisations pour arrêter les progrès du mal et remettre l'organisme dans son équilibre. Mais il en est autrement quand il s'agit d'une maladie plus sérieuse et surtout d'un état chronique qui dure depuis longtemps. Il faut alors entreprendre un traitement.

159. — Un traitement pouvant durer huit jours, quinze jours, un, deux, trois, six mois, et souvent bien au delà, selon la gravité et l'ancienneté du mal ; il ne faut pas entreprendre un traitement à la légère si de part et d'autre on n'est pas bien résolu à le continuer et à le mener à bonne fin.

Quand on a ni la possibilité ni la volonté de prendre assez de loisir pour conduire à bien un traitement magnétique, on ne doit pas l'entreprendre, car, après qu'un malade a éprouvé de bons et salutaires effets de l'action magnétique, la cessation trop subite de cette action lui devient souvent préjudiciable (DE PUYSÉGUR).

On déplacerait ainsi les humeurs qui n'auraient pas eu le temps de se fixer (DE JUSSIEU).

Un effet commencé et non soutenu peut contrarier la nature sans ajouter à ses moyens (DE PUYSÉGUR).

Dans certaines maladies organiques très graves et très anciennes, les efforts que fait la nature pour prendre une nouvelle direction peuvent produire les crises les plus douloureuses et les plus alarmantes, il faut bien se garder d'interrompre l'action et de s'effrayer. Je n'ai jamais vu d'accident grave être la suite d'une crise violente dont on n'a pas arrêté ou contrarié le développement (DELEUZE).

160. — Une entente réciproque des plus complètes doit s'établir dès le début entre magnétiseur et magnétisé : d'un côté, dévouement, volonté soutenue et persévérance ; de l'autre, patience et confiance absolue.

Le magnétiseur ne doit avoir qu'un objectif : *soulager* ou *guérir*. Il doit considérer sa mission comme un véritable sacerdoce qui lui crée des obligations nouvelles. Sacrifiant tout au désir de faire le bien, il ne doit pas rechercher, par vaine ostentation, à frapper l'imagination de son malade ou de son entourage par la production d'effets surprenants et extraordinaires : son unique préoccupation doit être *d'aider la nature sans la contrarier jamais*.

De son côté, la personne magnétisée doit faire tous ses efforts pour soutenir et encourager l'ardeur de celui qui se propose de lui rendre la santé. Elle ne doit donc montrer ni prévention, ni défiance, ni impatience.

161. — Les débuts d'un traitement sont généralement ingrats. De ce que le magnétisme ne produit pas de suite des effets apparents et sensibles, il ne faut pas s'empresser de décider qu'il est impuissant : on peut citer un grand nombre de cas de guérison obtenus sans qu'aucun symptôme magnétique se fut manifesté. Les guérisons ne sont donc pas toujours précédées, comme on pourrait le croire, d'effets annonçant l'action magnétique et l'on aurait tort de se décourager trop vite.

Dans les maladies aiguës à marche rapide, il est rare que le magnétisme n'agisse pas de façon à montrer de suite tout le bien qu'on en peut tirer. Mais dans les maladies chronique à marche plus lente, les signes sont toujours moins prompts et moins sensibles et il faut attendre de vingt à trente jours pour avoir un indice quelconque.

Il arrive souvent même, dans certains cas de maladies organiques invétérées, que l'action ne se fait sentir qu'au bout de quelques mois, et alors on perd confiance précisément au moment où l'on aurait pu recueillir les fruits du traitement.

162. — En dehors de l'entente morale commune, qui doit exister entre magnétiseur et magnétisé, tout traitement exige de part et d'autre beaucoup de régularité, d'uniformité, d'ordre et surtout d'exactitude.

163. — Le retour périodique des séances à heures fixes est absolument indispensable à la bonne conduite d'un traitement. Une fois que cette fixation a eu lieu après le choix des heures les plus convenables, il est important de s'y conformer strictement.

Selon la gravité du mal ou la nature de la maladie, on décide que les séances auront lieu tous les jours ou tous les deux jours. Si les séances ont lieu tous les jours, il faut s'astreindre des deux côtés à une grande exactitude quotidienne, afin d'éviter des lacunes dans le traitement. Si les séances ont lieu tous les deux jours, il faut autant que possible qu'il y ait périodicité constante et qu'un jour ne soit pas indifféremment remplacé par un autre.

164. — La durée des séances doit toujours être égale. Cette durée peut en moyenne être fixée à une demi-heure, 45 minutes au plus, quand la séance doit comporter quelques procédés de massage.

Poussé par l'ardeur du bien ou par le désir de satisfaire le malade, on se laisse toujours entraîner à magnétiser plus longtemps qu'il n'est utile. Il ne faut pas perdre de vue cependant qu'une action courte, mais vigoureusement soutenue du commencement à la fin, est mille fois plus profitable au malade qu'une action trop prolongée dans laquelle l'opérateur perd une partie de ses forces.

Les sujets somnambuliques, qui dans leur sommeil sont pour la plupart d'excellents conseillers et nous donnent souvent des indications sur les meilleurs procédés à employer, sont tous d'accord sur ce point qu'il est inutile de prolonger l'action magnétique pour produire l'effet désiré. Quinze ou vingt minutes bien employées suffisent largement, d'après eux, pour cela. Ils vont même parfois jusqu'à réduire cette durée à *dix minutes* seulement.

Un de mes amis, M. de X., véritable apôtre du magnétisme, et à l'actif duquel on peut mettre de belles et nombreuses cures, me citait à ce sujet le fait suivant qui vient parfaitement confirmer ceux que j'ai pu recueillir moi-même :

M. de X. magnétisait une dame, G. qui avait une tumeur interne et en même temps son jeune fils, âgé de 12 ans, qui souffrait d'une hernie ombilicale. Cette dame, sujet très sensible, tombait facilement dans l'état somnambulique et dans son sommeil fournissait, par sa lucidité, de précieux renseignements à son magnétiseur pour le guider dans la double cure qu'il avait entreprise. Madame G. insistait toujours très vivement pour qu'il ne se fatiguât pas inutilement dans son traitement et lui recommandait de ne consacrer que *dix* ou *douze* minutes au plus, soit à elle, soit à son fils. Malgré la brièveté des magnétisations faites à intervalles assez espacés, l'état de la mère s'améliora sensiblement en peu de temps, et, grâce aux contractions des muscles de l'abdomen sous l'influence magnétique, la hernie de l'enfant fut bientôt réduite.

165. — Dans certains cas cependant, lorsqu'une crise se manifeste ou lorsqu'il faut lutter contre un mal foudroyant, il n'est plus question de limiter le temps qu'on doit passer auprès du malade : il faut à tout prix soutenir la crise pour se rendre maître du mal ; alors il faut prolonger l'action magnétique pendant plusieurs heures de suite en déployant toute sa persévérance et toute son énergie.

Le récit du fait suivant peut donner une idée de ces luttes à outrance :

Un soir un de mes amis tombe comme une bombe chez moi : « Toto se meurt ! Toto a le croup ! »

Toto est un charmant bambin de six ans qui par sa gentillesse et son espièglerie fait la joie de tous ceux qui le connaissent. Mon ami me met rapidement au courant : huit jours avant, Toto avait eu une sorte d'angine ; un médecin l'avait soigné par les caustiques et les vomitifs : un mieux s'était produit, on avait cru tout danger passé ; puis subitement, le matin même, le mal avait repris avec une telle violence que le médecin, rappelé en toute hâte, avait déclaré l'enfant au plus mal et avait conseillé sans plus tarder l'opération de la trachéotomie. « Nous ne pouvons nous décider à faire faire cette affreuse opération, ajouta mon ami, et comme en pareille circonstance il vous est arrivé de tirer votre propre enfant d'un mauvais pas, j'accours pour savoir si l'on peut encore tenter de sauver notre pauvre Toto ! »

Nous partîmes. Le diagnostic du docteur n'était pas exagéré, l'enfant était en effet dans un terrible état critique : il y avait aphonie, fièvre ardente, respiration râlante, accès fréquents de suffocation. Nous trouvâmes la mère en pleurs considérant son fils comme perdu. Mais avec le magnétisme il ne faut jamais désespérer : le magnétisme porte en lui la vie. Il y a du reste dans l'enfant une telle exubérance de vitalité que jusqu'au dernier instant on peut espérer ramener la réaction vitale. Je me mis à l'œuvre, et après avoir passé une partie de la nuit à insuffler et à magnétiser le pauvre petit malade, nous eûmes l'ineffable joie de constater un mieux sensible.

Je retournai chez moi prendre quelque repos afin de renouveler mes forces épuisées, et je revins le matin à la première heure pour continuer la lutte. Peu à peu la cruelle maladie céda à mes persévérants efforts et, vers le soir de ce même jour, au milieu d'une terrible crise, l'enfant expulsa des peaux épaisses qui se détachaient de sa gorge. Vingt fois je crus qu'il allait passer entre mes mains dans les violents efforts qu'il faisait ; mais à force d'impositions, de passes, d'insufflations, je parvins à le soutenir dans ces crises qui heureusement furent les dernières. Toto était sauvé ! Mais pour le tirer de ce mauvais pas il m'avait fallu livrer à la maladie un rude combat, dans lequel je n'avais dû ménager ni mon temps ni mes forces. La lutte avait duré plus de trente-six heures.

166. — En dehors des cas urgents où l'on doit disputer pied à pied la vie du malade et se multiplier, il est inopportun de faire plus de deux séances par jour. C'est le maximum d'effort qu'on puisse donner, car il faut laisser à l'action magnétique le temps de produire son effet. On met alors une séance le matin et l'autre le soir, afin de laisser entre les deux séances quotidiennes le plus d'espace possible. En général, dans un traitement, en débutant par une action douce et progressive, on obtient un bien meilleur résultat qu'en agissant avec trop d'énergie et de précipitation. Le défaut commun à tous les novices est de pécher par impatience et trop d'ardeur. Il faut bien se garder de violenter la réaction vitale. Elle ne répond jamais aux actions brutales : il faut la laisser se produire en son temps. A cet effet il est plus avantageux parfois de commencer un traitement par des séances alternées tous les deux jours, quitte à les rendre journalières dès que l'effet magnétique se produit.

Dans les traitements quotidiens, on peut en certains cas, suspendre les séances pendant plusieurs jours, afin, dans un esprit d'observation, d'étudier les symptômes qui se produisent dans l'intervalle. Ces suspensions contribuent parfois à réveiller la sensibilité magnétique au moment des reprises.

167. — Un journal tenu avec soin et régularité est le véritable complément de tout traitement bien dirigé.

Un journal bien tenu sert à éclairer le médecin qui assiste le magnétiseur et lui donne une connaissance exacte de tout ce qui se manifeste au cours du traitement. Il sert à l'opérateur lui-même, en lui permettant d'établir des points de comparaison avec les phénomènes obtenus dans d'autres traitements et de publier à l'occasion les bons résultats acquis afin de les vulgariser (AUBIN GAUTHIER).

168. — Il arrive fréquemment qu'en magnétisant pour une affection passagère, la réaction vitale porte son action réparatrice sur des points de l'organisme où d'anciennes affections avaient laissé un désordre quelconque, et l'on voit inopinément se produire en ces points des mouvements physiologiques inattendus qui amènent une guérison sur laquelle on ne comptait plus.

M. Oswald Wirth, bien connu par les nombreuses guérisons qu'il obtient à Paris, soignait une dame pour une bronchite lorsque des douleurs survinrent dans la jambe gauche et la cheville se tuméfia comme si elle avait été fortement contusionnée. Il n'y avait guère de rapports entre ces symptômes pathologiques et la bronchite, mais l'étonnement du magnétiseur cessa quand la malade lui eût appris qu'elle avait, quelques années avant, fait une chute de voiture dans laquelle elle s'était assez grièvement blessée à la jambe: elle ne s'était jamais parfaitement guérie depuis cet accident.

Le surcroît de vitalité que lui apportaient les magnétisations dirigées contre sa bronchite, en déterminant vers la jambe malade une migration salutaire des forces vitales, avait permis à la nature de reprendre l'œuvre de réparation que, livrée à elle-même, elle n'aurait pu achever seule. La malade put ainsi se débarrasser à la fois des suites de sa chute de voiture et de sa bronchite.

Ce fait me remet en mémoire un autre non moins singulier : Une dame vint un jour me prier de la magnétiser pour l'un de ses yeux qui larmoyait toujours. Au bout de deux ou trois séances de traitement l'œil n'allait guère mieux, mais ma malade, toute surprise et tout heureuse, m'apprit que des *pertes* considérables, qui minaient ses forces et sa santé depuis des mois, s'étaient arrêtées ; elle m'avoua qu'elle ne m'avait pas parlé de ces pertes parce qu'elle les savait produites par une cause interne si grave qu'elle ne croyait pas à l'action magnétique la puissance de la combattre. Toutes les notabilités médicales avaient en effet déclaré cette dame incurable. Malgré ce diagnostic peu rassurant, non seulement les pertes cessèrent tout à fait, mais la cause grave qui les occasionnait disparut elle-même au bout de 40 séances : l'action magnétique, en dehors de toutes nos prévisions, avait déterminé elle-même cette migration des forces vitales vers les régions de l'organisme les plus sérieusement compromises, comme une garnison assiégée porte, sous l'impulsion de son chef, le gros de ses forces vers les points menacés.

169. — Dans le traitement des maladies par la médecine ordinaire, il arrive fréquemment que la longueur de la convalescence dépasse de beaucoup la longueur du traitement, c'est ce qui faisait dire à Mesmer que la convalescence est la *maladie des remèdes.*

Le magnétisme ne se faisant aider d'aucun remède et faisant appel dès le premier jour à la réaction vitale ne produit pas de convalescence : le dernier jour de crise est le dernier de la maladie.

Les radiations magnétiques, en poussant au réveil de la nature et à l'accomplissement des fonctions, incitent le malade à reprendre ses forces à mesure qu'il expulse les principes morbides de la maladie, et c'est ainsi que la maladie se termine le jour même où l'équilibre intégral est complet.

Toutes les cures magnétiques, sans exception, viennent confirmer ce fait. En voici un exemple qui m'est personnel :

Quelques jours après mon mariage, en 1874, ma femme tomba si gravement malade que je dus la veiller nuit et jour pendant un mois. N'ayant confiance que dans l'action magnétique, je n'eus recours à aucun médecin et je me constituai à la fois le médecin, le magnétiseur et le garde-malade de ma femme. De temps à autre je me jetais tout habillé sur un lit de camp disposé dans la chambre de la malade (précisément le lit qui m'avait servi pendant la campagne de 1870, sous Metz, contre les Allemands) pour puiser, dans ces quelques instants de repos, les forces nécessaires à la continuation de la lutte. Cette lutte fut terrible, mais avec la persévérance que me donnait mon affection pour ma femme, je combattis pied à pied le mal pendant un long mois. Je me prenais à désespérer parfois, mais mon inaltérable confiance dans le magnétisme me rendait le courage, et ma persévérance trouva enfin sa récompense : le mal cessa subitement.

Vu la gravité et la longueur de la maladie, je crus d'abord

à la nécessité d'une longue convalescence pour rendre à la malade toutes ses forces ; mais, à mon grand étonnement, il n'en fut rien et en vingt-quatre heures ma femme fit un retour si complet à la santé qu'elle rentra de plain-pied dans le courant de la vie ordinaire, suspendu complètement pour elle depuis plus d'un mois.

CHAPITRE XII

Des procédés

Le traitement magnétique rend au malade la faculté de se pourvoir par lui-même des éléments de reconstitution qui lui font défaut. — Magnétiser est un don naturel, mais l'étude des procédés constitue l'art de magnétiser. — Immuabilité des principes, variabilité des procédés. — Tendances de certains magnétiseurs à placer toute la puissance magnétique dans la volonté. — La médecine dite *somnambulique* a fait dévier de sa voie le magnétisme curatif (de Puységur et Mesmer). — Procédés préliminaires, passifs, actifs, mixtes, terminaires.

170. — Il est incontestable que l'homme sain puise dans l'atmosphère et dans les produits de la digestion la vitalité qui lui est nécessaire. Si l'homme malade ne peut le faire aussi bien que l'homme sain, c'est que, par suite d'un manque d'équilibre ou de *tension* vitale, le mécanisme organique, plus ou moins enrayé, fonctionne mal.

L'homme sain qui magnétise un malade ne fait, en rayonnant sur lui, que lui communiquer par son émission radiante l'impulsion vibratoire qui manque à sa *tension* normale, et il lui rend ainsi la faculté naturelle de se pourvoir *par lui-même* des éléments de reconstitution qui lui font défaut.

En présentant l'acte magnétique sous cet aspect très simple, on comprend que tout contact, tout rayonnement, toute émission radiante, d'où qu'ils viennent, seront pour l'homme malade un bienfait et lui profiteront toujours dans une certaine mesure.

Deux hommes placés en face l'un de l'autre provoquent d'une façon harmonique la tension de leurs propriétés et peuvent être considérés comme ne faisant qu'un tout.

Dans l'homme isolé, lorsqu'une partie souffre, toute l'action de la vie se dirige vers cette partie pour détruire le mal. De même, lorsque deux hommes agissent l'un sur l'autre, l'action entière de cette union agit sur la partie malade avec une intensité proportionnelle (MESMER).

171. — On pourrait donc au besoin se contenter d'un simple contact périodique pour rendre à l'organisme détraqué le degré de tension qui lui est nécessaire. A ce compte, l'art de magnétiser résiderait uniquement dans le contact appuyé d'une intention charitable et persévérante, ou pour mieux dire il n'existerait pas, à proprement parler, de science magnétique : tout individu serait magnétiseur par intuition. On naît, en effet, avec la faculté de magnétiser comme on naît avec la faculté de se mouvoir et de chanter. Tout le monde peut déployer plus ou moins ses forces musculaires dans la marche, le saut, la danse, les exercices de force et d'adresse, tout le monde fredonne plus ou moins correctement un air ; mais ces facultés communes à tous ne deviennent de véritables talents, que lorsque, soigneusement développées par des exercices basés sur une méthode et des principes elles arrivent à constituer un art.

Il en est de même du magnétisme. Emettre des radiations magnétiques est une faculté commune à tous, mais la connaissance des principes qui règlent cette émission et l'étude des procédés qui en facilitent les applications constituent l'art de magnétiser.

Si donc on peut faire beaucoup de bien par simple intuition, on peut en faire bien plus encore en connaissant les principes et les procédés dont l'observation et l'expérience nous ont montré les avantages.

172. — Il faut établir une différence entre les principes et les procédés : les uns sont immuables, les autres sont variables. On doit toujours respecter les principes et ne s'en écarter jamais ; c'est de leur application que dépendent la puissance et l'efficacité du magnétisme. Quant aux procédés, il n'en est pas de même : l'expérience est tout et la pratique peut à chaque instant rectifier ce qui se faisait la veille (DELEUZE).

Lorsqu'on a acquis l'habitude de magnétiser et que l'on est sûr de soi, il y a certains procédés préliminaires dont on peut s'affranchir et que l'on remplace par d'autres. Ainsi, avec le temps, et lorsqu'un malade est sensible à l'action, on cesse de se mettre en rapport, on magnétise de suite et le malade ressent aussitôt des effets.

D'un autre côté, il y a certains procédés qui nécessitent des règles invariables. Il ne faut pas employer par exemple tel ou tel procédé dans telles circonstances lorsqu'on sait que leur emploi pourrait amener à des résultats différents.

Il y a encore des procédés que l'on doit modifier d'après les circonstances et les lieux où l'on se trouve. Ainsi, si l'on est en présence de personnes qui n'ont aucune idée du magnétisme, il faut éviter tout ce qui pourrait leur sembler trop extraordinaire, mettre dans les gestes la plus grande simplicité et employer les procédés les plus ordinaires. (AUBIN GAUTHIER).

173. — Certains praticiens, attribuant à la *volonté* une pépondérance marquée, ont une tendance à placer toute la puissance magnétique dans la volonté. Les procédés perdent alors à leurs yeux l'importance qu'ils doivent avoir. Il est certain que la volonté met en mouvement la force magnétique et la dirige, mais à la manière d'un piston qui chasse la vapeur dans les tiroirs d'un mécanisme et en règle le degré de tension dans son double mouvement de condensation et d'expansion. A l'appui de cette impulsion régulatrice, il faut que certains procédés accessoires achèvent de spécialiser l'action et la portent sur les organes de détail.

C'est par des procédés convenablement appropriés, par exemple, et non par la seule volonté, qu'on parvient à déplacer une douleur, à la faire descendre, à accélérer la circulation sur certains points, à dissiper un engorgement, à faire cesser une obstruction. Il y a des cas où il faut de suite attirer les courants sur les régions inférieures du corps, d'autres au contraire où il faut prolonger l'action sur la tête et l'estomac. Tel procédé permettra plus que tel autre d'obtenir un résultat prompt et décisif : c'est une question d'observation et d'expérience. Mais si les procédés sont, en certaine mesure, *facultatifs*, il en est quelques-uns *d'impératifs* qui demandent, dans leur emploi, beaucoup de tact et de discernement.

Divers magnétiseurs agissent également bien par des passes plus lentes ou plus rapides, par le contact ou à distance, en tenant les mains à la même place ou en établissant des courants (DELEUZE).

174. — Lorsque les sujets sont sensibles et tombent naturellement dans l'état somnambulique, il leur arrive parfois de donner sur cette question des indications précieuses dont on peut faire son profit. Il y a une foule d'exemples de somnambules dirigeant avec avantage leur traitement. Ce curieux don de seconde vue a entraîné toute une catégorie de magnétiseurs à négliger l'étude des procédés et à ne poursuivre qu'un but spécial : « Mettre les malades en état de se guérir eux-mêmes. » C'est là un grave inconvénient, car, généralement, les somnambules n'indiquant que des procédés particuliers tout à fait de circonstance et uniquement appropriés aux douleurs qu'ils ressentent dans le moment présent, on perdit de vue peu à peu les principes qui servaient de bases au grand art fondé par Mesmer, et on lui substitua une sorte de médecine somnambulique qui a complètement fait dérailler de sa voie le magnétisme curatif.

Au lieu d'étudier et de développer les procédés les plus propres à agir d'une façon générale et directe sur les organes et les viscères du corps humain, au lieu de constituer par l'observation et l'expérimentation un corps de doctrine utile, on se borna au jeu plus facile et moins fatigant de former des somnambules, on s'appliqua à tirer le meilleur parti possible de leur lucidité plus ou moins problématique et insensiblement le magnétisme arriva à ne plus consister que dans le moyen de former des somnambules et de leur faire rendre des oracles.

M. de Puységur contribua, sans le vouloir, à faire entrer le magnétisme dans cette fausse voie où il s'est égaré le premier en se bornant à rester simple spectateur des phénomènes qu'il produisait au lieu d'en rechercher les causes.

Qu'ont fait pour prouver l'action curative du magnétisme les hommes qui ont suivi les procédés de M. de Puységur en laissant de côté les sages leçons de Mesmer? Ils n'ont pas cessé de rechercher le somnambulisme. En sorte que pour l'assistant ou l'incrédule, si le sommeil n'arrive pas et si ensuite le somnambulisme n'est pas au niveau d'intelligence ou de lucidité désiré, *il n'y a pas de magnétisme.....*

Deux écoles distinctes, sans être opposées, se sont donc formées après la découverte du somnambulisme par M. de Puységur: l'une, celle de Mesmer, mettait une grande importance au choix des procédés; l'autre avait pris pour devise cette parole inscrite en tête des œuvres de M. de Puységur : « *Croyez et veuillez* » (AUBIN GAUTHIER).

175. — Les procédés dont l'exactitude a été sévèrement contrôlée par de longues observations pratiques et dont l'effet a été soigneusement étudié peuvent se classer ainsi qu'il suit:

176. — 1º **Procédés préliminaires** ayant pour objet d'établir la mise en rapport (47 à 53).

177. — 2º **Procédés passifs** comprenant tous les contacts (contacts simples ou doubles) dans lesquels l'opérateur conserve une sorte de passivité en attendant l'éclosion des courants (54 à 75).

178. — 3º **Procédés actifs** par lesquels l'opérateur draine les courants et conserve toujours un rôle plus ou moins actif (passes, actions à distance, massage magnétique, insufflations) (76 à 141).

179. — 4º **Procédés mixtes** qui comprennent toutes les combinaisons variées que l'on peut faire des procédés actifs et passifs entre eux (86 et 105).

180. — 5º **Procédés terminaires** comprenant tous les procédés de dégagement, impositions, passes transversales et perpendiculaires, insufflations froides (142 à 157).

CHAPITRE XIII

Des séances et du choix des procédés

Périodicité des séances. — Séances alternatives ou journalières. — Dispositions préliminaires. — Perturbations des courants causées par la présence de témoins. — Position du malade. — Ordre et durée des séances. Régions sur lesquelles l'opérateur doit concentrer son action. — Choix dans l'emploi des procédés en raison des différents cas qui se présentent. — Utilité de laisser les symptômes se développer. — Procédés pour déterminer naturellement le sommeil. — Nécessité de modifier les procédés si les maux sont *indolents* ou *actifs*. — On peut magnétiser indifféremment des deux mains. — Opinion erronée des *polaristes* sur l'influence spéciale attribuée à chaque main — *Unipolarité* de l'action radiante de l'homme. — Dangers de trop spécifier.

181. — Les séances alternent tous les deux jours, tous les jours ou deux fois par jour, selon la nature de la maladie (163).

Si le mal est récent et actif, si l'organisme vibre de suite sous l'action magnétique, c'est que la réaction vitale est déjà naturellement en jeu et il faut la soutenir par des magnétisations répétées. On fait alors deux séances par jour.

Si au contraire, la maladie, par son ancienneté, a pris un caractère chronique et invétéré, si la réaction vitale s'est émoussée, si l'organisme vibre peu ou point sous l'incitation de l'émission radiante, il est inopportun d'attaquer trop vigoureusement les centres nerveux qui ne sont pas en mesure de répondre à l'impulsion qu'on veut leur donner. Dans ce cas, on se contente d'une séance tous les deux jours.

En somme, il est de règle de proportionner l'activité du traitement à la puissance de réaction que l'on rencontre ou que l'on développe, et il faut bien se pénétrer de ce principe qu'on arrive plus vite et plus sûrement au but par des actions progressives et ménagées que par une trop brusque ou trop violente intrusion.

Il ne faut pas perdre de vue que l'action magnétique, étant d'ordre purement *dynamique*, se comporte comme les autres forces de la nature et, comme elles, obéissant aux lois de la physique générale, cherche son équilibre dans de justes limitations.

Lorsqu'un train lancé à toute vitesse doit rétrograder, le mécanicien se garde bien de renverser brusquement la vapeur pour prendre la nouvelle direction, il laisse prudemment s'éteindre la force de propulsion en avant par l'action progressive des freins, et lorsqu'il se sent maître du mouvement, il fait franchement machine en arrière. Il en est de même lorsque la maladie entraîne l'organisme depuis des années dans la direction opposée à celle qu'il doit suivre. Pour lui faire faire un retour sur lui-même vers la santé, il faut sagement tempérer par des actions progressives sa marche en avant jusqu'à ce qu'on se sente assez maître du mouvement pour le lancer à pleine vitesse dans la marche rétrograde.

Dans les *deux* cas, il faut nécessairement entrer en composition avec la force propulsive avant d'en renverser la direction.

Dans les maladies aiguës, il n'en est plus de même, la réaction vitale est en jeu, l'organisme déjà lancé dans l'action de retour n'a plus qu'à recevoir une vigoureuse impulsion pour l'aider dans cette voie.

182. — Lorsqu'on a fixé le nombre et le mode d'alternance des séances, on prend pour chacune d'elles les dispositions préliminaires suivantes :

Il faut d'abord s'isoler autant que possible loin du bruit, dans une des pièces de l'appartement où l'on n'ait à craindre aucun dérangement; éloigner les étrangers et les curieux qui, par leurs conversations ou leur présence, pourraient apporter trouble ou distraction, et se mettre enfin dans l'état le plus complet d'isolation, de calme et d'attention, première condition de toute bonne magnétisation.

Si le malade est une femme (une jeune surtout), il est prudent et convenable d'admettre la présence d'un témoin; mais alors un seul, et autant que possible toujours le même. Il est à désirer même que ce témoin, sans être précisément un adepte convaincu du magnétisme, ne lui soit pas absolument opposé, la présence d'une personne ouvertement hostile ou sceptique pouvant, sinon nuire à l'action magnétique, du moins l'atténuer en agissant sur les facultés radiantes du magnétiseur et sur les facultés réceptives du magnétisé.

Ce phénomène perturbateur des courants, causé soit par la présence de personnes, soit par celle d'animaux, tels que chiens et chats, n'est point un pur effet d'imagination; il ne doit pas être attribué non plus, comme on a essayé de le faire, aux influences mystérieuses des *bons* ou des *mauvais* fluides, des *jettatore* ou du *mauvais œil* : c'est une conséquence toute simple et naturelle de la faculté que possèdent les corps de s'influencer mutuellement à distance par leur émission radiante.

Il existe des milliers de cas de ces influences perturbatrices inconscientes. En voici deux exemples :

M. le docteur Huguet de Vars avait réuni chez lui quelques-uns des membres de la Presse scientifique; j'étais l'un de ces invités. Il s'agissait de produire une excellente somnambule avec laquelle on se proposait de faire une série d'expériences intéressantes. Le magnétiseur de cette femme, qui était son mari, après l'avoir endormie, craignant de passer pour un compère, crut faire acte de bonne foi en abandonnant entièrement le sujet aux expérimentateurs plus ou moins novices de l'assemblée. Ce furent, comme on le pense, les plus incrédules et les plus sceptiques qui se présentèrent les premiers et, en un instant la malheureuse femme fut entourée d'un cercle où circulaient plutôt des courants d'hostilité que de bienveillance.

Aucune expérience ne réussit, aucun éclair de lucidité ne se manifesta, et l'attitude de la somnambule fut telle, que les expérimentateurs eurent l'intime conviction d'avoir déjoué une supercherie. Furieux de cette déconvenue, ils bafouèrent tellement, somnambule et magnétiseur, que ce dernier, exaspéré, se fâcha, et la soirée faillit se terminer par une querelle.

Il est certain qu'en cette circonstance, la lucidité dont la somnambule avait si souvent fourni ailleurs des preuves authentiques avait été ici annihilée par l'influence perturbatrice du milieu hostile dans lequel le magnétiseur, par un sentiment de délicatesse mal récompensé, avait abandonné son sujet.

Et c'est pour cette raison que jamais sujet, quel qu'il soit, fût-il le plus brillant dans l'intimité, n'a réussi à faire preuve de ses qualités transcendantes devant un jury d'examen, et que les prix de clairvoyance magnétique ne furent et ne seront probablement jamais gagnés.

Ce n'est pas toujours l'entourage qui influence le sujet. Il arrive parfois que le magnétiseur lui-même, sans le vouloir, rayonne sur ceux qui l'entourent et les influence indirectement.

C'était en 1863, j'étais alors capitaine au régiment de spahis en garnison à Constantine. Nous avions été faire une partie de campagne aux environs de la ville. Après un pique-nique sur l'herbe on avait joué, couru, dansé, tout le monde était fort gai, lorsqu'un incident vint arrêter le cours de nos ébats : une jeune dame de la société était tombée sans connaissance. Transportée dans une salle du rez-de-chaussée de la maison d'habitation, on l'avait étendue sur un canapé et l'on cherchait en vain à la tirer de cet évanouissement qui avait beaucoup de rapport avec l'état léthargique.

J'offris à son mari, très inquiet, d'essayer l'action magnétique et en quelques instants, à notre grande joie, tout symptôme morbide cessa et la vie revint.

Plusieurs personnes empressées et anxieuses autour de la malade avaient suivi cette résurrection avec intérêt, entre autre un jeune homme d'une quinzaine d'années qui pour mieux voir s'était assis tout près de nous. J'achevais de dégager la malade par des passes lorsque, jetant les yeux par hasard sur ce jeune homme, je le vis pâlir, osciller sur son siège, fermer les yeux et tomber dans l'état magnétique. Très sensible de sa nature sans doute, il s'était trouvé indirectement influencé par mon courant. Je quittai la jeune dame, à peu près remise, pour m'occuper de ce sujet improvisé, chez lequel se déclara une petite crise nerveuse, larmes, oppression, etc., que je dus calmer avant de le tirer de l'état magnétique et de le dégager.

Ces deux exemples démontrent qu'il faut tenir un compte sérieux de l'entourage d'un malade et se méfier d'influences ambiantes qui peuvent se neutraliser.

183. — Les meilleures dispositions préliminaires étant prises, on fait asseoir le malade sur un siège commode, de façon qu'il soit bien à l'aise, et on se place vis-à-vis de lui sur un siège un peu plus élevé.

On établit alors la *mise en rapport* en prenant le contact (49). Puis la durée de la séance devant être d'environ une demi-heure, 45 minutes au plus, on divise ainsi cette durée :

(49) Mise en rapport : 5 minutes.

(177) Procédés passifs : 10 minutes.

(178) Procédés actifs : 10 minutes.

(179) Procédés mixtes appropriés ou massage : 15 minutes.

(180) Procédés terminaires : 5 minutes.

Cette indication n'est évidemment qu'un cadre dans lequel l'opérateur ne doit pas se renfermer étroitement: chaque cas particulier doit lui dicter la ligne à suivre et dans l'ordre et dans le choix des procédés. Son premier soin doit être d'établir le plus intimement possible le rapport qui doit exister entre le *ton* de son mouvement et celui de son sujet.

Puis il use des procédés *passifs* avant d'avoir recours aux procédés *actifs*, afin de n'employer ses forces que graduellement, et enfin il choisit parmi les procédés *mixtes* ceux qu'il juge les mieux appropriés à la circonstance et à la nature de la maladie.

184 — Pour se guider dans ce choix l'opérateur doit se pénétrer des principes suivants :

L'équilibre vital résultant du rythme normal et harmonieux de toutes les parties de l'organisme, nerfs, muscles et sang, qui conspirent ensemble, selon leur destination spéciale, à fournir la somme d'activité nécessaire à l'accomplissement des fonctions ; d'autre part *la volition*, qui dirige la motilité partant des lobes cérébraux, *la coordination* des mouvements partant du cervelet et *l'excitation* des contractions partant de la moelle épinière et de ses nerfs; enfin le creux de l'estomac, qui correspond au diaphragme et au plexus solaire formé de deux ganglions semi-lunaire, étant en quelque sorte le nœud de a vie végétative d'où rayonnent les nerfs des viscères et des membres, l'opérateur devra d'abord concentrer toute son action sur les trois points suivants de l'organisme:

Cerveau (hémisphères et cervelet),

Colonne vertébrale,

Epigastre.

C'est en agissant directement sur ces trois grands centre nerveux que l'on développe le mieux toute la puissance des courants.

185. — Si les impositions sur la tête et la poitrine amènent vertiges ou suffocations, il faut agir sur les régions inférieures en faisant des passes de la poitrine aux genoux (102), et si la sensation de vertige ou d'étouffement continue, dégager vivement par des passes transversales et le souffle froid (145, 148).

186. — Si les impositions sur l'épigastre déterminent des contractions ou des spasmes, s'il se manifeste de la pesanteur à la tête, des troubles nerveux, détournez l'action des courants de ces parties en attirant par des passes vers les genoux et les pieds (102).

187. — Si les impositions irritent, suffoquent et semblent produire une excitation générale, cessez le *contact*, éloignez vous, et faites des passes à grands courants.

Si au contraire les passes, au lieu de calmer, excitent, rapprochez-vous et touchez.

188. — Il peut se faire que les convulsions et les spasmes persistent malgré les actions combinées pour les faire cesser; saisissez alors les deux poignets du sujet et concentrez-vous, posez ensuite la main gauche à plat sur l'épigastre et de la main droite faites des impositions palmaires à distance (96) à la base du crâne, entre les deux yeux ; terminez par les passes transversales et le souffle froid (145 et 148).

189 — Les doigts, les mains, la mâchoire, la gorge, les membres peuvent se contracturer sous l'action magnétique. Si vous jugez utile ou prudent de faire cesser ces contractures, agissez par des passes rapides de dégagement le long du membre contracturé ou des deux côtés de la gorge ou de la mâchoire, et employez le souffle froid à distance, toute imposition ou passe lente contribuant à maintenir ou à augmenter la contracture (150, 151, 152, 153, 154).

Il ne faut cependant pas se presser de faire cesser une contracture quand elle se manifeste, car la nature prend souvent cette voie comme moyen curatif(122). Sous l'impulsion magnétique, les symptômes morbides semblent parfois s'aggraver ou il se produit certains phénomènes qu'on pourrait croire contraires à la vie. Il ne faut ni s'alarmer dans le premier cas, ni se méprendre dans le second, et, loin de chercher précipitamment à détruire l'effet produit, il faut se borner à soutenir la réaction vitale sans l'entraver. C'est ainsi que bien souvent il ne faut ni calmer un spasme, ni faire cesser une contraction, ces états de dispersion ou de condensation naissant spontanément sous l'influx de la poussée radiante dans l'intérêt même de l'organisme.

190 — Si le malade s'affaisse, s'engourdit et s'endort, laissez-le dormir paisiblement et continuez de magnétiser comme s'il était éveillé.

191 — *Il ne faut jamais provoquer l'état somnambulique.* Mais il peut arriver que, lorsque vous touchez un malade dans l'intention de le soulager et de le guérir, vous vous aperceviez que ce malade, par suite de son extrême sensibilité, a une tendance naturelle à ressentir profondément votre action. Si vous voyez la respiration s'accélérer, les mains devenir moites, les paupières battre, les yeux se convulser légèrement, le torse s'affaiser ou se renverser en arrière, vous pouvez, sans danger favoriser ce mouvement naturel vers le sommeil magnéque dont la production, dans de telles circontances, ne peut qu'être favorable au traitement. Vous prolongez alors l'action sur le cerveau en plaçant le pouce sur le front entre les deux yeux, ou en mettant les doigts en pointe à distance devant les paupières, ou en exerçant une légère pression sur le globe de l'œil.

Puis vous mettez les deux mains sur les épaules, vous les y laissez quelques minutes, vous les descendez lentement en les faisant converger vers l'épigastre, vous les replacez sur les épaules avec un nouveau temps d'arrêt, vous les descendez lentement le long des bras jusqu'au bout des doigts, vous saisissez les pouces de chaque main, vous les pressez légèrement pendant une minute ou deux, et vous recommencez les passes précédentes *très lentement* jusqu'à ce que les yeux se ferment complètement et que le sommeil soit calme et complet.

Les premières fois que cet état se produit, vous vous gardez bien de fatiguer le sujet par des questions importunes, vous le laissez quelques instants dans le calme de ce repos réparateur et vous l'en faites sortir par des passes de dégagement (145) et par le souffle froid à distance sur le front (155).

L'état somnambulique ne doit jamais servir à satisfaire une vaine curiosité et ne doit être utilisé que dans l'intérêt du malade.

192 — Comme les effets par lesquels le magnétisme prouve son action sont extrêmement variés, qu'ils se renouvellent à chaque séance ou qu'ils changent avec la marche du traitement, l'opérateur doit s'attendre à modifier souvent l'emploi des procédés

Il doit savoir toutefois d'une façon générale que s'il a

affaire à un mal indolent, froid, où les parties engorgées et tuméfiées ne présentent point de symptômes inflammatoires, que rien d'aigu ne s'y fait sentir, il peut prolonger l'application du contact et des impositions jusqu'à ce qu'une chaleur plus ou moins vive se déclare, tandis que dans les vives douleurs où il y a chaleur, exacerbation, la magnétisation à grands courants est tout indiquée comme soulageant plus vite que toute autre pratique en dégageant promptement les tissus engorgés, activant la circulation et dissipant les douleurs.

En un mot, tout ce qui est *indolent* et *froid* exige l'action *tonique* du contact ou de l'action *excitante* et *fondante* de l'imposition digitale à distance, c'est-à-dire la *localisation condensatrice*, tandis que tout ce qui est *actif* et *brûlant* demande l'action *calmante* et *rafraîchissante* des passes, c'est-à-dire le *mouvement dispersif*. Dans les maux aigus il faut donc procéder par des actions générales qui apaisent la douleur au lieu de chercher à exalter le mal, tandis que dans les affections chroniques il ne faut pas craindre de faire naître des tourmentes et de réveiller des orages. « C'est là, dit Du Potet, la véritable clef des œuvres magnétiques ; chaque organe a une sensibilité particulière que rien ne vient révéler, mais que l'agent magnétique peut solliciter. Celui qui sait tirer parti de ces indications découvre souvent ainsi la véritable méthode de traitement. Au tâtonnement il substitue l'art. »

Lors donc qu'en magnétisant d'une façon générale vous produisez une excitation ou une douleur dans

un organe, concentrez toute votre action sur ce point par
des impositions, des insufflations chaudes et des actions
excitantes à distance (les doigts en pointe) afin de réveiller
toutes les forces de l'organisme et les mettre en jeu
comme si vous aviez touché le ressort qui les commande.

193 — On commence généralement les premières
impositions et les premières passes avec les deux mains ;
mais si l'on continuait ainsi jusqu'à la fin de la magnétisation on ne manquerait pas de se fatiguer bien vite et
l'on perdrait ainsi une grande partie de sa puissance rayonnante au détriment de la personne à laquelle on donne
des soins. Quelle que soit la force dont on soit doué,
il convient donc après les premières passes *de ne
magnétiser que d'une main; tantôt l'une, tantôt l'autre*,
C'est là l'opinion d'Aubin Gauthier, Deleuze, Lafontaine,
Du Potet et bien d'autres.

Certains magnétiseurs, les *polaristes* entre autres, reconnaissant à chaque main une influence magnétique particulière,
sont d'avis qu'on ne peut indifféremment magnétiser de la
main droite ou de la main gauche, l'une *défaisant* ce que
fait l'autre et réciproquement.

Cette théorie des *polaristes* est en contradiction avec tout
ce que nous enseigne l'expérience. Aucun magnétiseur, prati-
quant réellement le magnétisme curatif, n'a constaté, par
le moindre des faits, qu'il pût exister une différence quelconque dans la vertu curative des deux mains, et cependant
les *polaristes*, à l'appui de leurs dires provoquent sur des
sujets magnétiques certains effets qui semblent donner raison
à l'opinion qu'ils émettent.

N'ayant jamais pu moi-même, pendant plus de vingt années

de pratique, observer un seul fait qui me permit d'établir une différence entre l'emploi des deux mains, j'ai voulu avoir la clef de cette divergence d'opinions et j'entrepris dans ce but une série d'expériences qui ont fini par me donner le mot de l'énigme.

Pour éviter toutes causes d'erreur provenant souvent de la fugace lucidité des sujets magnétiques ou de leur penchant à la simulation, je me servis d'un corps inerte qui ne pouvait me tromper: *le pendule explorateur*, sur lequel j'expérimentais précisément à cette époque les propriétés magnétoïdes des substances minérales et végétales.

Je ne peux donner ici le détail de ces expériences poursuivies en mai et juin 1886, expériences qui ont fait l'objet d'une communication de M. Chevreul à l'Académie des sciences, au mois d'août de la même année; je me propose d'en publier ultérieurement la relation complète. Seulement je peux affirmer, dès maintenant, que si les lois de la polarité existent les applications que les polaristes prétendent en faire au point de vue de la pratique du magnétisme sont fausses.

Le pendule accuse très nettement, il est vrai : 1° que dans le corps humain, comme du reste dans tout corps de la nature, il existe des *dynamides* d'ordre différents, les uns *positifs*, les autres *négatifs*, dynamides produits par la différence des courants : ainsi la tête et le tronc sont *positifs* du côté gauche et *négatifs* du côté droit; les bras et les jambes sont *positifs* du côté du *petit doigt* et *négatifs* du côté du *pouce*: 2° que les animaux *vivants* ou *morts* présentent la même polarité que l'homme; 3° que les végétaux en *pleine sève* ou *desséchés* sont *positifs* du côté *fleur* et *négatifs* du côté *racine*, et, comme les aimants, chacun de leurs tronçons présente la double polarité: un fruit est *négatif* du côté de la queue et *positif* du côté opposé; 4° que deux polarités *isonomes* (ou de même nom) mises en contact (ou simplement rapprochées si leur énergie est suffisante) produisent une *répulsion* ou une *contracture*, tandis que deux polarités *hétéronomes* (ou de nom contraire) produisent une *attraction* ou une *décontracture*.

Toutes ces expériences faites sur des sujets vivants par les polaristes, j'ai pu les répéter sur mon pendule qui s'est sensibilisé différemment sous l'influence des courants polaires. Jusqu'ici donc les polaristes ont raison ; mais où ils se trompent, c'est lorsque, ne tenant aucun compte des circonstances dans lesquelles se produit le phénomène, ils en tirent des conséquences générales. Ils semblent ignorer que les courants de polarisation ne se manifestent régulièrement dans les corps qu'à l'*état passif* et que, lorsqu'une influence interne ou externe vient à changer l'état *passif* en état *actif*, tout se modifie. Les courants obéissent dans la nature à la hiérarchie des forces.

Dans l'homme, par exemple, il existe toute une série de courants polaires qui peuvent se manifester en détail lorsque l'individu reste *neutre*, mais que la puissance de volition synthétise dans l'action. L'homme en un mot jouit de la faculté *d'unipolariser* ses courants par la volonté, et il ne peut en être autrement, sans quoi l'unité de l'être serait compromise.

Dans les expériences qui précèdent, c'est en restant *passif* et en attendant dans un état de neutralisation complète les manifestations du pendule que j'ai pu obtenir toutes les nuances de polarité signalées par les polaristes et bien d'autres encore, mais dès que ma puissance volitive entra en action tout changea, non seulement je renversais à mon gré toutes les manifestations polaires, mais je réussissais à imprimer au pendule tous les mouvements de rotation et d'oscillation que je voulais lui donner.

En gardant soigneusement l'état de neutralité pendant la première partie des expériences, j'avais laissé aux courants polaires leur libre action. Dans la seconde partie des expériences, en faisant entrer ma puissance volitive en jeu, j'avais substitué à ces courants secondaires une force supérieure qui les annihilait. Et voilà comment, malgré les nuances multiples qui différencient en effet les dynamides des corps soit dans leur entier, soit dans chacune de leurs parties, tout corps organisé, comme le corps humain par exemple, *s'unipolarise dans l'action par le seul effet de la puissance volitive,* et c'est ainsi que, malgré sa bipolarité réelle, le magnétiseur n'a pas à se préoccuper de sa polarité de détail et peut faire un égal usage de ses deux mains. Il endort, réveille, contracture, décontracture, aussi bien de la *droite* que *de la gauche* et produit *à volonté* tous les effets magnétiques sans avoir à chercher s'il est en *isonome* ou en *hétéronome*. Il n'a qu'un agent à mettre en œuvre, *sa puissance volitive,* qui unifie son émission radiante et la porte avec une égale sûreté sur son sujet de face, de côté, par derrière, de près comme de loin, et même parfois d'une pièce à l'autre à travers les murs et sans le voir.

C'est en cela que la pratique magnétique est en désaccord avec la théorie polariste, et il était utile de le signaler. J'ai souvent entendu dire à Du Potet, dans les dernières années de sa vie, alors qu'on lui demandait son avis sur ces questions: « Cessons d'avoir recours à cette interminable logomachie du *fluide* et du *non-fluide,* de la *volonté sans fluide,* des *vibrations,* de la *polarité,* etc., etc.; éloignons ces théories qui peuvent bien avoir parfois l'apparence du vrai, mais qui sont sans aucun fondement réel et égarent à coup sûr l'esprit de ceux qui magnétisent; gardons-nous de *particulariser* et de *spécifier* tant que ça : c'est sacrifier une partie de la vérité au besoin de faire une vaine parade de science. »

Enfin M. le Dr J. Ochorowicz, qui a fait une étude approfondie de la suggestion mentale, signalant les habitudes inconscientes des sujets dont les expérimentateurs sont si souvent les dupes, dit à cet égard : « Certains magnétiseurs ont trouvé une foule de polarités dans le corps humain. J'ai bien vu ces expériences, elles sont parfaitement concluantes : le pouce *attire*, le petit doigt *repousse*, etc. L'inconscient ayant appris la leçon ne se contredit plus ; seulement en le priant un peu (même sans paroles), vous obtenez facilement l'inverse et vous pouvez bientôt instaurer de toutes pièces une polarité quelconque d'après un plan fantastique tracé par avance. Trois séances suffisent *pour créer une habitude de réaction* « (Dr J. Ochorowicz: *De la suggestion mentale*).

CHAPITRE XIV

De la magnétisation en commun ou traitement par la chaîne

Chaîne en file. — Chaîne fermée avec contact. — Chaîne ouverte sans contact. — Organisation d'une chaîne. — Mode d'opérer. — Précautions à prendre. — Détermination des courants. — Leur puissance de tension. — Chaîne communicative. — Son emploi.

194. — L'homme possède non seulement la faculté d'influencer l'un de ses semblables par ses radiations magnétiques (18), mais il peut aussi étendre cette influence sur plusieurs personnes à la fois. Lors donc que le temps manque pour traiter individuellement un certain nombre de malades, on peut les réunir et les traiter en commun: c'est ce qu'on appelle *la chaîne.*

195. — On forme une chaîne de différentes façons :

1° Chaîne en file. On place des chaises l'une derrière l'autre, le plus près possible, et on fait asseoir les malades en file; l'opérateur se tient debout, face au premier malade, et actionne de là par des impositions et des passes à distance (97,100) la file tout entière.

Le magnétisme, dit Du Potet, se communique de l'un à l'autre avec une promptitude remarquable, sans cesser d'être efficace. J'ai particulièrement employé ce procédé à

Montpellier, où j'étais tellement débordé qu'il m'eût été tout à fait impossible de magnétiser isolément. Pour une chaîne ainsi formée par dix malades, je consacrais ordinairement cinquante minutes (Baron du Potet).

2º Chaîne fermée avec contact. On place des chaises en cercle l'une contre l'autre et on y fait asseoir les malades se tenant par la main et se touchant du genou et du bout des pieds.

Dans cette position, dit Mesmer, les malades ne forment pour ainsi dire qu'un corps continu dans lequel le courant magnétique circule continuellement.

L'opérateur se tient au centre du cercle, actionnant les malades ensemble ou à tour de rôle, soit par des actions à distance (97,100), soit avec une baguette de bois, d'acier ou de verre.

3º Chaîne ouverte, sans contact. Les chaînes *en file* ou *fermées avec contact* présentent dans leurs dispositions certains inconvénients : *en file*, on ne peut admettre au maximum qu'une dizaine de malades, et l'opérateur est mal placé pour exercer son action et sa surveillance; *en cercle*, il en est de même, puisque l'opérateur tourne forcément le dos à une partie de la chaîne. De plus, ce contact trop intime des mains et des genoux (tout à fait inutile d'ailleurs pour la production du phénomène) peut inspirer aux personnes appelées à former la chaîne un sentiment de gêne ou de répulsion. La meilleure disposition pour une chaîne est donc la *chaîne ouverte et sans contact*.

On place les sièges à 25 ou 30 centimètres les uns desautres sur une ligne cintrée, et l'opérateur, debout au centre de ce demi-cercle, se tient à bonne distance de façon à pouvoir embrasser d'un coup d'œil la ligne des malades d'une aile à l'autre. Quoique aucun point de contact n'existe entre les différents chaînons de cette chaîne, les courants se propagent rapidement d'un bout à l'autre comme dans la chaîne *en file*. On peut cependant, si l'on veut, établir un lien entre les différents chaînons. Comme les cordes de fil, de chanvre et surtout de laine sont d'excellents conducteurs de la force magnétique, on installe devant les malades, à hauteur d'appui, une forte torsade de laine soutenue de distance en distance par des supports de bois ou de verre fixés au parquet, et chacune des personnes composant la chaîne appuie les deux mains sur cette rampe courante improvisée. Cette disposition, tout en établissant une communication plus complète entre les anneaux de la chaîne, a surtout l'avantage de satisfaire plus pleinement l'esprit des malades, qui, par ce lien apparent et matériel, se sentent en quelque sorte plus intimement unis entre eux.

Les réservoirs magnétiques, tels que baquets, arbres magnétisés n'avaient point d'autre but que de développer et renforcer les courants des chaînes que les malades formaient autour d'eux. Mesmer réunissait tous les jours un grand nombre de malades autour de son baquet. M. de Puységur en rassemblait jusqu'à 139 à la fois autour des fameux arbres de Buzancy, de Beaubourg et de Bayonne, dont les annales magnétiques signalent les nombreuses cures.

198. — La composition et la direction d'une chaîne

exigent des soins particuliers. La première des conditions est de n'admettre au traitement en commun aucune maladie qui puisse se communiquer, produire de
fâcheux désordres ou impressionner désagréablement les
assistants, telles que épilepsie, ulcères, maladies de la
peau, etc.

Pour composer la chaîne, l'opérateur commence par
prendre en particulier chaque personne et se met en
rapport avec elle pendant une ou deux minutes (49).
Cela fait il introduit successivement chacune d'elles
dans la chaîne.

On peut réunir ainsi dix, vingt, trente personnes, et
plus encore si le local le permet.

Une fois la chaîne formée et en action, on ne doit
plus y introduire d'éléments nouveaux, n'admettre aucun curieux, aucun spectateur étranger, et ne laisser
toucher aucun des malades. Il faut en outre mettre le
plus grand soin à n'introduire dans la chaîne aucun élément hétérogène susceptible de troubler les courants.

Si quelqu'un, se prétendant malade ou ami d'un malade,
demande, pour satisfaire un sentiment de curiosité, à faire
partie de la chaîne, et qu'il soit incrédule ou mal intentionné
(182), il peut empêcher jusqu'à un certain point les bons effets
de la chaîne. (MESMER, DELEUZE)

197. — La chaîne étant formée, ainsi qu'il vient d'être
dit, l'opérateur se porte en face du centre, à la distance nécessaire pour embrasser d'un coup d'œil l'ensemble de la chaîne. Il recommande le silence, le calme
et l'attention, et se concentre profondément lui-même

pendant quelques instants, puis étendant le bras droit vers les malades, il projette vers eux ses radiations magnétiques par des impositions et des passes à distance (97,100).

La faculté de se concentrer et de rayonner n'est pas donnée à tous à la même puissance. Pour bien diriger une chaîne il faut posséder cette qualité au suprême degré.

L'homme qui sait *vouloir* avec énergie, avec persévérance, avec *entêtement* même, est le mieux doué pour organiser une chaîne (33). Tout le succès dépend de la puissance morale avec laquelle il condense dans ses foyers nerveux les émanations radiantes qu'il doit projeter ensuite partout où il veut allumer l'étincelle de vie. Ainsi s'allume l'incendie sous les rayons convergents d'un foyer lenticulaire.

Cette énergie ne doit pas être de la colère, mais une volonté intense sans violence ni roideur; toute roideur neutralise les effets en consumant le principe qui doit les faire naître. Il faut au contraire un certain abandon, et, tout en envoyant aux extrémités le mobile ou la force nécessaire à lever un fardeau considérable, il faut n'avoir à mouvoir que le poids de ses membres. C'est le surplus de cette force qui va frapper au loin les patients et produire l'éclosion des courants dans la chaîne.

L'opérateur doit se considérer comme une simple machine distribuant à distance des radiations (8). Il doit savoir que sa volonté pousse ces radiations de ses centres nerveux le long des nerfs jusqu'aux limites de la peau, et que de là elles sont projetées sur les corps vers lesquels on les dirige (13, 14, 15, 16).

Il faut donc régler l'intensité de la volonté de façon que les radiations n'aillent point se perdre inutilement dans l'espace et qu'elles obéissent à la direction qu'on veut leur imprimer, et comme la machine humaine ne pourrait fournir d'une façon continue un si haut degré de tension, il faut s'y reprendre à plusieurs fois et couper son action par quelque temps de repos (BARON DU POTET).

198. — Sous l'action rayonnante de l'opérateur, les courants se déterminent presque aussitôt dans la chaîne (11 et 12). Seulement les effets, quelquefois instantanés, sont plus ou moins apparents ou cachés, plus ou moins prompts ou tardifs.

Lorsqu'on magnétise plusieurs malades ensemble, dit M. Ragazzi (qui a pratiqué avec succès pendant plusieurs années à la Haye (Hollande) la chaîne comme moyen curatif), on remarque que sous l'action du courant tous ressentent un travail particulier sur la partie malade: chez les uns la douleur augmente, chez les autres elle diminue. Plusieurs ressentent des douleurs qu'ils n'avaient plus depuis plusieurs années. Que se passe-t-il donc ? Est-ce le magnétisme qui produit la douleur ? Non, puisqu'il donne la vie ! Mais il y avait là un mal que la nature n'avait pu réparer. Le magnétisme, en réveillant les actions vitales, a tout simplement mis la nature en mesure de reprendre son travail inachevé. Voilà, dit M. Ragazzi, un fait que je constate journellement sur les milliers de malades que je traite par ce procédé (RAGAZZI).

199. — Il se peut qu'un malade, sous l'influence des courants développés dans la chaîne, tombe en crise ou se mettre dans l'état somnambulique. Il faut le laisser dans cet état tant qu'il ne devient pas une cause de trouble ou de désordre. Autrement on le fait sortir de la chaîne et on le fait passer dans une pièce voisine de la salle commune où on lui fait donner des soins particuliers.

200. — Il est utile, dans le traitement en commun, de se faire seconder par un ou plusieurs aides, surtout si la chaîne est nombreuse. Mais ces aides choisis avec soin doivent bien se pénétrer qu'il faut renoncer à toute initiative personnelle, se modeler aveuglément sur les instructions du maître, n'employer que ses procédés et s'annihiler complétement devant sa volonté souveraine. Un acolyte qui ne se conformerait pas à ces règles absolues serait plutôt un *impedimentum* qu'un secours utile : il serait préférable de s'en priver.

201. — La chaîne est de tous les moyens le plus puissant peut-être pour mettre en jeu la force magnétique et en rendre les effets manifestes.

Si l'on veut bien considérer en effet le corps humain comme une pile composée d'un nombre infini d'éléments nerveux qui par leur action réciproque développent des courants et des radiations, on comprend ce qu'une machine composée de plusieurs piles de ce genre mises en œuvre par une impulsion donnée peut produire de puissance de tension. La chaîne apparaît alors comme une vraie batterie magnétique où l'énergie des échanges augmente avec le nombre des éléments composés qui la forment (12).

C'est ainsi que les phénomènes *dits spirites* ne sont que des manifestations inconscientes que l'action magnéto-dynamique des radiations nerveuses développe dans une chaîne formée par plusieurs personnes autour d'une table.

202. — La chaîne ordinaire est, comme nous venons de le voir, la réunion d'un certain nombre de malades agissant respectivement les uns sur les autres d'une façon inconsciente et attendant *dans l'état de neutralité*, les effets magnétiques que doivent développer les courants. On peut aussi former une chaîne de personnes bien portantes unies dans un même but et *dans une même intention active* pour soulager un malade. Cela peut-être, en certaines circonstances graves, un précieux auxiliaire pour suppléer à l'insuffisance d'une action isolée et pour réveiller ou retenir la vie prête à s'échapper d'un corps moribond : c'est ce qu'on appelle la chaîne *communicative*.

La formation d'une chaîne dite *communicative* présente quelques difficultés en ce que tous ceux qui la composent doivent être sincèrement animés du désir de faire le bien, profondément dévoués au malade et unis d'intention et de cœur avec celui qui les dirige. On ne peut guère compter pour ces conditions essentielles sur des mercenaires ou sur des personnes d'une foi chancelante dont le scepticisme, toujours prêt à la critique ou à la négation des faits, entraverait l'action magnétique au lieu de la développer.

La chaîne *communicative* se forme avec le même soin que la chaîne ordinaire (195). Seulement, après avoir pris le rapport (49), le conducteur recommande à chaque personne composant la chaîne de se tenir par la main,

Il prend ensuite lui-même la tête de la file pour agir, par des impositions et des passes, de la main qui lui reste libre, sur le malade, comme dans toute magnétisation isolée, recevant de tous les éléments de la chaîne un renfort qui double la puissance de son courant.

CHAPITRE XV

De l'automagnétisation

203. — Dans la magnétisation isolée ou dans la magnétisation en commun, nous avons montré l'influence curative qu'un individu peut exercer par ses radiations sur un ou plusieurs de ses semblables

Cette action d'un homme sur un autre ou sur plusieurs autres, après avoir été longtemps contestée, est aujourd'hui couramment admise, sinon dans toute son extension curative, du moins quant à certains phénomènes physiologiques que la science officielle elle-même s'est décidée à admettre.

On peut donc regarder comme certaine l'action magnétique de l'homme sur ses semblables. Reste à savoir s'il en a une sur lui-même.

Ici l'incertitude ne peut être de longue durée, car, en dehors de toute théorie, il est bien facile de se former une opinion sur ce point. En expérimentant sur soi-même, on ne tardera pas à constater par l'expérience s'il existe ou non une action.

Notre premier mouvement, du reste, dans la souffrance, est instinctivement de porter la main là où nous souffrons, et bien souvent nous nous soulageons par une douce pression de la partie affectée. Si au lieu d'agir instinctivement, nous savons étudier nos sensations et diriger convenablement notre action, nous acquerrons bien vite la certitude que l'action magnétique de l'homme sur lui-même est incontestable.

Mesmer n'a point parlé de l'action de l'homme sur lui-même. MM. de Puységur, d'Eslon, de Bruno, etc., n'en parlent pas davantage. M. Deleuze, dans son *Instruction pratique*, en touche à peine un mot, comme un fait pouvant exister mais qu'il n'a pas vérifié. C'est M. Birot et le D' Rouillier qui, les premiers, traitent à fond la question dans leurs *Recherches sur la faculté de se magnétiser soi-même*. Et Aubin Gauthier, dans son *Introduction au magnétisme*, traitant longuement ce sujet sous ce titre de *l'Action de l'homme sur lui-même*, conclut ainsi : « Je dois à l'action magnétique exercée sur moi-même la conservation de ma santé souvent compromise par de longs et pénibles travaux. »

204. — Les cas où l'on peut employer l'automagnétisation sont forcément restreints, car pour agir sur soi-même, il ne faut être ni dans un état de prostration, ni dans un état d'exacerbation et de désordre général. Si l'on est profondément anémié ou consumé d'une fièvre brûlante, on ne peut songer à donner aux autres une santé qu'on n'a pas. A plus forte raison ne peut-on rien faire sur soi. Dans ce cas, il faut avoir recours à son semblable et lui demander aide et assistance. Mais en dehors de ces circonstances exceptionnelles, que d'occasions journalières d'arrêter à leur début des indispositions légères et d'éviter ainsi les complications qui en sont la suite !

Les changements de saisons, les variations de température, la fatigue, les émotions morales, les déceptions conspirent à tout instant contre notre tension vitale ; nos fonctions périclitent ; surviennent obstructions, congestions, perte d'appétit, constipation, maux de tête ; une transition brusque du chaud au froid, ou du froid au chaud, un coup d'air, une violente colère congestionnent subitement le cerveau, irritent la gorge, embarrassent les bronches ou l'estomac, bouleversent les intestins ; un accident se produit, on se brûle, on tombe ou on se coupe, que faire ? La médecine, pour parer à ces éventualités, prescrit purgatifs, vomitifs, vésicatoires, sangsues, tapsias, pédiluves, cataplasmes, compresses, antipyrine, etc. On peut éviter tout cela en se recueillant cinq minutes et en plaçant la main sur la partie malade ou sur le siège de la fonction, et tant qu'une affection locale n'absorbe pas nos facultés physiques et morales, tant que le mal reste circonscrit dans une région ou sur un organe, nous pouvons nous magnétiser nous-mêmes, et enlever (c'est le cas de le dire) la douleur et le mal *avec la main*.

Il m'est arrivé plus de cent fois et il m'arrive journellement encore de rétablir ainsi en peu d'instants mes fonctions troublées par quelque circonstance fortuite, et c'est grâce à l'automagnétisation, je n'en doute pas, qu'il m'a été possible de poursuivre *sans un seul moment d'arrêt*, pendant plus de vingt ans, des travaux assez assujettissants et pénibles ; j'ai évité bien des rhumes en les arrêtant à leur début et j'ai atténué considérablement les suites d'accidents tels que chutes ou brûlures (136).

205. — Pour se magnétiser soi-même on fait usage des procédés ordinaires, impositions, passes, massage et insufflations, c'est-à-dire qu'on touche en imposant les mains ou qu'on les présente à distance, qu'on fait des frictions ou des passes, qu'on souffle à froid ou à chaud.

On agit sur *l'ensemble* de l'organisme en imposant successivement les mains sur la tête, l'estomac, les reins et le ventre, et en faisant suivre ces impositions de longues passes lentes du haut du tronc jusqu'aux pieds.

On agit *localement*, par des actions partielles sur toutes les régions à portée de la main ou du souffle. Dans le premier cas on rétablit l'équilibre général troublé en donnant plus de tension au circuit vital, dans le second cas on attire les forces vitales et l'on double l'activité des courants partout où l'on impose la main.

Il faut partir de ce principe que l'équilibre vital dépend essentiellement de l'harmonie qui existe entre les courants centrifuges et les courants centripètes. L'être organisé, en perpétuel échange avec le milieu dans lequel il est appelé à vivre, n'arrive à maintenir l'intégrité de sa tonalité vitale que par la précieuse faculté qu'il possède de réagir d'une façon permanente contre les courants externes qui l'entourent et de s'équilibrer avec eux ; sa vitalité est le résultat de deux forces contraires, l'une interne, l'autre externe ; sa santé est le point d'équilibre de cet antagonisme ; il *reçoit* du milieu ambiant et il *rend* à ce milieu ce qu'il en a reçu, en d'autres termes

Il *condense* et *disperse* tour à tour : c'est le mouvement de dispersion qui active celui de condensation, c'est la *dépense* ou l'usure qui prépare la *recette* ou la réparation, et c'est ainsi que la *mort* entretient le feu de la *vie*.

On peut donc dire « *qui donne reçoit* », et voilà comment, loin d'épuiser ses forces dans l'acte de magnétiser, comme on pourrait le croire, on retire au contraire de cet acte un grand bienfait pour soi-même en activant en soi le double courant de la vie.

C'est sur ce principe de perpétuel échange, qui fait l'équilibre oscillatoire de la vie, que reposent les avantages que l'on retire de l'emploi de la chaîne dans le traitement en commun ; il existe entre les malades qui forment la chaîne une double transmission : tout en recevant chacun donne, et en donnant chacun reçoit.

Dans la magnétisation directe, il en est de même : le magnétiseur, en *dispersant* ses effluves magnétiques sur son malade, active par ce fait le courant contraire ou la *condensation* et récupère ainsi en proportion de ce qu'il donne.

Cette façon de considérer la vie de l'homme comme étant le résultat d'un jeu régulier des courants se trouve exprimée dans un ouvrage chinois qui date du XVIIe siècle : le *Thang-Seng* ou l'*Art de se procurer une vie saine et longue*.

L'auteur de ce livre distingue dans l'homme trois espèces de forces qu'il appelle les esprits vitaux, le *Tsing* qui correspond aux forces végétatives, le *Ki* aux forces animales et le *Chin* aux forces spirituelles. « Il est important, dit-il, de ne point dissiper ces trois principes de la vie humaine, soit par un usage immodéré des plaisirs des sens, soit par de trop violents efforts, soit par des émotions trop vives ou une trop grande contention d'esprit. »

Il donne, pour conserver le juste équilibre des esprits vitaux, certaines prescriptions hygiéniques qui doivent mettre l'homme en bon rapport constant avec les courants externes. Ces prescriptions les voici :

— Soyez sobre, tout excès épuise les esprits vitaux.

— Ne marchez pas trop longtemps de suite.

— Ne vous tenez pas des heures entières debout et immobile.

— Ne soyez pas trop longtemps assis,

— Ne restez pas couché au delà du besoin.

— Quand vous êtes déshabillé et prêt à vous mettre au lit, prenez un de vos pieds d'une main et de l'autre frottez-en la plante avec force, de façon à y appeler une grande chaleur. C'est un moyen efficace d'activer les esprits vitaux pendant le sommeil.

— Aussitôt au lit, *endormez le cœur* pour rejeter toute pensée qui pourrait écarter le sommeil.

— Couchez-vous sur le côté droit, pliez un peu les genoux et endormez-vous dans cette situation ; elle empêche les esprits vitaux de se dissiper pendant le sommeil.

— En dormant ne prenez point l'attitude d'un mort, c'est-à-dire ne vous couchez point sur le dos et ne tenez pas les bras croisés sur la poitrine.

— Chaque fois que vous vous éveillez, étendez-vous dans le lit pour rendre le cours des esprits vitaux plus libre, ou faites mieux, levez-vous un instant et faites deux ou trois frictions le long du corps, du haut de la poitrine jusqu'aux pieds et sur les reins, et recouchez-vous.

— En vous levant après le réveil, faites avec la main plusieurs frictions sur la poitrine à la région du cœur.

— Évitez un coup d'air avec autant de soin qu'un trait de flèche.

— En hiver, évitez la trop grande chaleur, et en été ne cherchez pas à vous mettre trop au frais.

— Au printemps, où la nature travaille et fermente, réglez-vous sur ce modèle et livrez-vous à un exercice modéré, mais fréquent.

CHAPITRE XVI

De la magnétisation des animaux et des plantes

L'influence radiante de l'homme s'exerce sur tous les êtres vivants. — Exemples de l'influence de l'homme sur les animaux, chiens, chats, chevaux. — Sentiment de gratitude et de reconnaissance chez les animaux, leur sensibilité magnétique. — Expériences publiques faites par le magnétiseur Lafontaine sur un chien et sur un lion. — Exemples de l'influence de l'homme sur les plantes. — Expériences faites sur le développement des fleurs, des fruits, des oignons de tulipes.

206. — Nous avons vu (191 et 203) que notre influence radiante s'exerce sur nos semblables et sur nous-même, mais là ne s'arrête pas notre action magnétique et cette action s'étend également aux animaux et aux plantes (16).

Nos courants prenant leur source dans le grand courant universel qui porte à tous les êtres organisés ses principes vivifiants, l'unité vitale de la nature faisant tout palpiter sous l'influence d'une même vibration, il n'est pas étonnant que les esprits vitaux des animaux et des plantes reçoivent une impulsion de nos courants et que les propriétés de ces corps puissent s'augmenter ou se rétablir sous l'influence de notre action magnétique (11 et 16).

Si donc nous devons être reconnaissants à la nature de nous avoir dévolu le précieux don de guérir nos semblables, nous devons également la remercier de nous avoir permis d'étendre nos bienfaits aux animaux domestiques, ces humbles serviteurs qui nous aident dans nos travaux journaliers et dont l'attachement dévoué comble souvent le vide de nos affections et la solitude de notre foyer.

N'est-ce pas aussi pour nous une grande satisfaction de pouvoir conserver dans toute leur verdeur et l'éclat de leur beauté ces douces compagnes de nos joies et de nos tristesses, ces plantes délicates dont le feuillage et les fleurs sont l'ornement de nos jardins et de nos salons et qui, par suite d'une mode nouvelle, prennent maintenant une si grande place dans notre vie depuis le berceau jusqu'à la tombe ?

Lors même que dans notre cœur nous ne trouverions pas à côté de l'amour de l'humanité une toute petite place pour les animaux et les plantes, l'intérêt de notre bourse nous commanderait de ménager et de prolonger l'existence d'êtres qui nous sont à la fois agréables et utiles et dont le remplacement ne laisse pas que d'être pour nous une dépense onéreuse.

Soulager un être souffrant quel qu'il soit, dit Deleuze, est toujours un bien, mais guérir les animaux en dehors du bien qu'on leur fait, c'est souvent aussi rendre un grand service aux hommes. Aubin Gauthier cite de nombreux cas où il a obtenu des résultats remarquables.

Une jeune chienne venait de mettre bas, le lait lui

avait porté à la tête et elle souffrait horriblement, les yeux étaient tuméfiés et presque fermés. Dès le lendemain, après trois séances, les yeux s'étaient parfaitement ouverts et les douleurs s'étaient calmées; au bout de trois jours, l'animal était bien portant.

Une autre toute petite chienne, qui venait également de mettre bas, avait la tête plus grosse que le corps, elle geignait sans cesse et ne dormait plus : au bout de trois ou quatre jours une évacuation extraordinaire se manifesta, les douleurs cessèrent, le sommeil revint, et l'animal reprit toute sa gaîté.

Les chevaux et les vaches ne sont pas moins accessibles au magnétisme que les chiens. Aubin Gauthier raconte que dans une circonstance critique il a obtenu sur une vache un vrai succès. Elle avait mangé du trèfle mouillé; on sait quels effets graves en sont la suite : la vache enflait prodigieusement et personne n'était là pour lui porter les secours d'usage en pareil cas. Il se mit en devoir de la magnétiser et au bout de vingt minutes l'animal lâcha quelques vents, puis des bordées flatueuses qui amenèrent son salut.

Les chats, très amateurs de caresses, se prêtent tout spécialement à la magnétisation : ils se tournent, se retournent d'eux-mêmes et se placent de leur mieux pour recevoir notre action qu'ils goûtent très fort. En voici un exemple intéressant raconté par M. Mialle : Rentrant un jour chez lui, il voit un rassemblement dans sa cour : c'était un chat qui venait de tomber du quatrième étage et qui gisait inanimé sur le pavé; on essayait de le rappeler à la vie en l'immergeant sous l'eau de la pompe.

M. Mialle fait porter l'animal chez lui, le fait bien éponger, essuyer, l'étend sur un tapis et le magnétise ; peu à peu le chat revient à lui, étend les pattes, tourne la tête, change de position, ouvre les yeux, puis les referme, paraissant attendre fort tranquillement le résultat de l'opération. M. Mialle redouble d'efforts : le chat se tourne se retourne, semble encourager son sauveur par ses *ronrons* répétés, témoignage de la satisfaction qu'il éprouve, et finalement se met sur ses pattes et file profitant de la porte ouverte qui lui rend sa liberté.

207. — Les animaux malades ont un flair particulier pour discerner ce qui peut leur faire du bien, et, faisant trêve à leurs habitudes ou à leurs propensions, ils se prêtent facilement à tout ce qu'on exige d'eux pour recevoir les soins qu'on leur offre. J'ai pu constater ce fait en maintes occasions.

Je connaissais une petite chienne griffonne écossaise, du nom de Fly, qui était d'un caractère tellement détestable qu'on ne pouvait l'aborder sans courir le risque de recevoir un coup de dent : elle vous étourdissait de ses aboiements quand vous arriviez ou que vous partiez, et vous accompagnait jusqu'à la porte avec les démonstrations les moins amicales ; il n'eût pas fallut songer à lui faire une caresse, surtout lorsqu'elle était sur les genoux de sa maîtresse. Cette aimable bête vint à tomber malade, et, comme malgré ses défauts elle était affreusement gâtée, on s'émotionna beaucoup de cette indisposition. J'essayai, pour calmer les alarmes de sa maîtresse, qui avait pour elle les tendresses d'une mère, de la magnétiser ; mais, connaissant le caractère de la bête, je n'y allais pas sans méfiance. Grand fut mon étonnement lorsqu'au lieu de la réception à laquelle je m'attendais, je constatai que Fly se laissait toucher, tourner et retourner comme je le jugeai à propos, et depuis ce moment, elle daigna me faire, exceptionnellement à tous, un accueil charmant, comme si elle me gardait reconnaissance du service que je lui avais rendu.

J'eus l'occasion encore de soigner un caniche qui, à la suite de la maladie des jeunes chiens, avait eu le train de derrière paralysé. Le vétérinaire consulté l'avait déclaré incurable et condamné à être abattu au grand désespoir de sa jeune maîtresse, la fille d'un de nos bons amis ; j'eus pitié du gros chagrin de la charmante enfant et j'entrepris cette cure qui, à notre grande joie à tous, fut couronnée d'un plein succès : au bout de quelques semaines, le caniche était aussi vif et aussi pétulant que le plus alerte de ses congénères. Ce qu'il y eut de particulièrement touchant dans ce fait, c'est la façon dont le pauvre animal accueillait mes soins : non-seulement il me faisait fête toutes les fois qu'il me voyait, mais il se prêtait avec une bonne volonté comique à prendre toutes les positions que je croyais devoir lui donner, comme s'il eût compris que je lui apportais la santé. Lorsqu'il commença à marcher, il venait de lui-même demander sa séance, se gardant bien d'oublier l'instant où elle lui était donnée d'habitude. J'avoue que de mon côté, je prenais un tel intérêt à la chose, que j'aurais eu un véritable remords de manquer vis-à-vis de lui à mon engagement tacite. On éprouve en effet une véritable satisfaction à magnétiser les animaux, car avec eux on a de suite la preuve de l'action bienfaisante du magnétisme: la confiance pleine d'abandon que montrent ces *instinctifs* encourage et excite à leur porter aide et secours; on ne subit pas de leur part ces mouvements de doute, d'hésitation, d'incrédulité, que l'on recueille des hommes qui, bien souvent, paient vos soins de la plus noire ingratitude.

« J'ai guéri bien des malades, dit Aubin Gauthier; quelques-uns m'ont renié, d'autres me fuient; la reconnaissance pour eux est un fardeau; les animaux, au contraire, sont tous reconnaissants! »

« Les bêtes, avait déjà dit Sénèque, sont plus sensibles aux bienfaits que les hommes! »

208. — Malgré les nombreuses guérisons obtenues sur les animaux par l'action magnétique, certaines personnes, attribuant ces guérisons à de simples coïncidences pourraient encore élever des doutes sur l'efficacité de cette action, si de nombreuses expériences n'avaient depuis longtemps démontré que cette action est un fait réel et purement physique.

En 1843, à la salle Valentino, devant plus de 1500 personnes, le célèbre magnétiseur Lafontaine en donna une preuve évidente et qui ne pouvait laisser place à aucun soupçon de compérage. Il endormit un chien lévrier et le mit dans l'état cataleptique. Dès les premières passes, ce fut, de la part d'un public incrédule et porté à la malveillance, une véritable explosion de railleries et de sifflets. On appelait l'animal, on cherchait à détourner son attention et à empêcher l'effet de se produire ; mais, quand on vit la tête du chien s'incliner de côté et l'animal tomber roide comme s'il était mort, l'attention de la foule devint profonde et le silence se rétablit dans la salle. Plusieurs personnes furent appelées à constater le phénomène : on s'approcha du chien, on lui enfonça des épingles dans les chairs, on lui tira un coup de pistolet à l'oreille, le chien ne bougea pas, c'était un cadavre, et lorsque, quelques instants après, le magnétiseur le tira de cet état léthargique, ce fut une véritable ovation : l'action magnétique sur les animaux apparaissait à tous comme un fait bien réel.

Déjà en 1840, à Tours, dans une ménagerie foraine, Lafontaine avait fait sur un lion une expérience intéressante devant un public nombreux : se plaçant près de la cage, il fixa le fauve du regard et l'obligea à fermer les yeux. Quand, après vingt minutes de passes à distance, il crut le sommeil assez profond, il se hasarda avec mille précautions à toucher la patte qui se trouvait près des barreaux, puis il s'enhardit à la piquer ; voyant qu'il y avait insensibilité, il la prit, la souleva, puis il toucha la tête de l'animal, et enfin introduisit sa main dans sa gueule, au grand ébahissement des personnes présentes. Satisfait de l'effet produit, Lafontaine se mit en devoir de réveiller son sujet improvisé et lui fit des passes de dégagement : le lion ouvrit les yeux, se mit sur ses pattes, secoua sa crinière et reprit ses allures en arpentant la cage.

209. — L'action magnétique sur les plantes n'est pas

moins manifeste que sur les animaux : on peut les guérir
quand elles sont malades, on peut en hâter la pousse et
la floraison; de nombreux faits viennent à l'appui de ce
que nous avançons.

En 1841, à Caen, Lafontaine avait deux géraniums,
dont l'un plein de sève et l'autre qui se mourait. Il se mit
à magnétiser ce dernier, qui non seulement revint bientôt à la vie, mais finit par se couvrir de larges feuilles et
dépasser de beaucoup celui qui n'était pas malade.

M. le Dr Picard, horticulteur à Saint-Quentin, fit une
suite d'expériences sur des greffes de rosiers.

Le 5 avril, sur six greffes faites dans les mêmes conditions, il en abandonna cinq à leur marche naturelle
et il magnétisa la sixième; le rosier magnétisé donna
deux beaux jets de 40 centimètres surmontés de dix boutons le 10 mai suivant, tandis que les autres avaient à
peine des jets de 5 à 10 cent., et les boutons étaient loin
de paraître.

La greffe magnétisée donna, du 5 avril au 26 août, en
deux floraisons, mai et juillet, dix-huit belles roses, et
fournit 38 écussons, dont plusieurs donnèrent eux-mêmes
des fleurs, tandis que dans le même temps les greffes
non magnétisées ne fleurirent qu'une seule fois, à la fin
de juin, et donnèrent des rameaux qui atteignaient à
peine un développement de 15 à 20 centimètres.

M. Picard essaya également l'action magnétique sur
le développement des fruits: il choisit sur un pêcher en
espalier une branche où il y avait trois pêches. Il les
magnétisa tous les jours pendant cinq minutes: le 24
août, elles étaient en parfaite maturité et avaient atteint

un développement de 21, 22 et 24 centimètres de circonférence, alors que les autres fruits de l'arbre ne mûrirent que le 25 septembre et n'atteignirent au maximum que 14 ou 15 centimètres.

De tels faits n'ont pas besoin de commentaires. J'ai eu moi-même de fréquentes occasions de constater l'heureuse influence que nous pouvons exercer par notre rayonnement sur les plantes; j'ai conservé dans mon appartement des plantes vertes, phénix ou palmiers, pendant dix et douze ans, dans le plus parfait état de santé; j'ai élevé sur mon balcon, par boutures, des salvias (*plectranthus fructicosus*) qui ont atteint des dimensions tout à fait inusitées et m'ont donné de véritables arbustes de plus de 1^m50 de haut et de 3 mètres d'envergure, non pas qu'on les magnétisât tous les jours, mais parce qu'on leur donnait des soins minutieux et constants. La plante est un être vivant qui demande, comme l'animal et comme tous les êtres de la nature, non seulement les éléments nécessaires à l'entretien de sa vitalité, air, eau, chaleur, lumière, mais aussi affection. Oui, la plante ne se plaît pas plus dans la solitude que l'animal lui-même, elle a besoin qu'on la soigne, qu'on la touche, qu'on s'occupe d'elle; elle vit en grande partie de nos émanations radiantes, et la plupart du temps elle meurt dans l'abandon et l'isolement quand on la sort de son état de nature, parce qu'on ne l'associe pas suffisamment à l'intimité de notre foyer.

On peut se rendre compte très facilement de l'effet produit par notre action radiante sur les plantes, en opérant sur des oignons de tulipes ou de jacinthes.

En magnétisant tous les jours, pendant cinq ou dix minutes, l'eau des vases dans laquelle plongent les racines de ces tubercules, on arrive à donner à la sève une telle poussée vitale que la tige et la fleur prennent en peu de temps des allures extraordinaires. Un de mes amis avait sur sa cheminée deux oignons de jacinthes roses qui venaient à peine de germer et étaient au même degré de développement ; nous fîmes l'expérience d'en magnétiser un, en laissant l'autre se développer librement. La plante magnétisée dépassa bientôt de beaucoup sa compagne et atteignit une hauteur de plus de cinquante centimètres. Pour éviter que la fleur n'entraînât le vase, nous dûmes, pour assurer son équilibre, lui donner un point d'appui sur la glace de la cheminée.

Ce singulier résultat dont je fis part à un autre de mes amis, employé dans un ministère, le mit en goût de répéter l'expérience : il apporta des oignons de jacinthes à son bureau et s'amusa à les magnétiser. Plusieurs de ses camarades imitèrent son exemple. En peu de jours, le champ l'expériences s'agrandit, et le susdit ministère (qui n'était pas celui de l'agriculture) devint bientôt une succursale des serres de la ville ; dans tous les bureaux, les employés se livraient à la culture de l'oignon de tulipe.

210. — Nous ne saurions trop insister sur les nombreux faits que nous venons de citer, car en nous fournissant la preuve de l'action réelle de l'homme sur les animaux et les plantes, ils nous démontrent, à n'en pas douter, que cette action, purement *dynamique* et *physique*, dépend de la faculté naturelle que l'homme possède de régler, de condenser et de projeter, par sa puissance de volition, ses radiations magnétiques ou neuriques sur tous les corps qui l'entourent et d'en modifier les courants (24).

Et ils nous montrent en outre l'unité du principe universel qui unit tous les corps entre eux dans la nature.

CHAPITRE XVII

De la magnétisation des corps inertes et des accessoires qu'on peut employer pour les magnétisations indirectes

Unité du principe universel qui unit tous les corps entre eux. — Fausse idée de l'inertie, sériation et différentiations du mouvement. — *L'inertie est une résistance et par suite une force.* — Tous les corps sont condensateurs de mouvement. — Effet produit par la magnétisation sur les corps. — *Eau magnétisée* Procédés pour magnétiser un verre d'eau, une carafe, un bain. — Effets de l'eau magnétisée. — *Verre magnétisé* le verre possède des propriétés spéciales de condensation. — Procédés pour magnétiser un disque de verre, un bocal, des lunettes. — *Aliments, métaux, objets divers magnétisés*, procédés pour magnétiser les étoffes, les mets, influences spéciales des métaux. — *Le son* favorise l'action magnétique, influence des sons harmonieux, troubles produits par les bruits discordants ou les chocs imprévus.

211. — L'action magnétique ne s'étend pas seulement aux animaux et aux plantes, les corps inertes eux-mêmes peuvent être influencés.

Malgré la réalité de ce fait, que l'expérience démontre, une telle assertion peut au premier abord paraître contestable; car si l'on est disposé à admettre assez facilement un échange de radiations entre les corps doués de vie, on ne voit guère, *à priori*, quels rapports peuvent exister entre la nature morte et la nature vivante. Cela vient de l'idée qu'on se fait de l'inertie. *L'inertie*, introduite dans la physique pour expliquer l'état négatif et l'immobilité apparente de la matière, en voilant la connaissance du mouvement intime des corps, a longtemps caché le mouvement universel qui maintient le monde entier sous l'action d'un changement lent, imperceptible à nos sens, mais constant.

Il a fallu les travaux modernes sur le polymorphisme et les cristallisations pour mettre cette vérité en évidence. Les corps nous apparaissent alors unis entre eux, non par l'attraction, comme on l'avait supposé, mais par une sorte de cohésion réciproque due à un équilibre collectif. Ainsi maintenus dans des rapports mutuels et constants, ces corps son immergés dans une sorte d'océan de mouvement sériel où, sous les apparences simulées d'attractions et de répulsions, naissent, sous l'influence de dispersions et de condensations successives, des courants qui, loin de s'arrêter aux surfaces qu'ils baignent, les enveloppent et les pénètrent. La matière, dès lors, perdant les propriétés négatives que l'inertie lui prête, révèt un rôle éminemment actif: au mouvement ambiant qui l'entoure et la presse, elle oppose des résistantes proportionnelles à ses degrés de condensation; ce n'est plus une entité passive, simple jouet des forces extérieures coalisées, c'est une force virtuellement active en antagonisme constant avec les autres forces.

Sous l'influence des courants qui naissent de cet antagonisme, tout s'anime dans la nature, la séparation établie entre le monde des corps vivants et celui des corps sans vie tombe d'elle-même, et l'unité se fait dans la vivification universelle de la matière hiérarchisée et dans l'union des forces coalisées vers un même but. L'inertie disparaît pour faire place à une série infinie ou se succèdent toutes les nuances de condentsation, et ce n'est plus sous le rapport de leur matérialisation qu'il faut considérer les corps, mais sous le rapport de la faculté qu'il possèdent de condenser le mouvement dans des proportions variables.

212. — Il n'existe pas, à proprement parler, de corps *inertes* dans la nature ; tous les corps sont avant tout des *condensateurs* de *mouvement*, et c'est à ce titre qu'ils sont influençables par nos radiations.

213. — Les corps magnétisés secondent admirablement dans un traitement les effets de la magnétisation directe : ce sont d'excellents intermédiaires.

On magnétise, pour les employer comme accessoires, des corps de toute nature: l'eau, les étoffes, le bois, les métaux, la cire, le verre étant également bons condensateurs des courants.

214. — La magnétisation ne change en rien la nature ntrinsèque des corps, elle augmente seulement leurs rpropriétés rayonnantes. En activant l'énergie des courants qui les traversent (14), on étend les propriétés des corps, comme on rétablit en eux celles qu'un accident leur aurait fait perdre.

215 —Les corps soumis à notre action magnétique rendent par le contact une partie de l'énergie transmise, car la magnétisation, en doublant leur faculté condensatrice ou leur courant *centripète*, actionne d'autant leur faculté dispersive ou leur courant *centrifuge*. C'est cette perpétuelle tendance à l'équilibre entre les fonctions de condensation et celles de dispersion qui a permis de considérer indistinctement tous les corps de la nature comme des réservoirs de la force magnétique(12)

Aucune modification apparente ne se manifestant dans les corps lorsqu'on les magnétise, il eût été difficile de constater l'augmentation des propriétés de ces corps produite par la magnétisation, si l'on n'eût eu un moyen de contrôle. Ce moyen, ce sont les sensitifs qui nous l'ont fourni : les sujets sensibles savent très bien, dans l'état magnétique, distinguer un objet magnétisé d'un autre qui ne l'est pas. En voici plusieurs exemples :

J'avais un sujet d'une sensibilité extrême, il me suffisait de magnétiser un objet quelconque, une chaise, un livre, un papier, et de laisser cet objet confondu avec d'autres de même espèce ; jamais une seule fois mon sujet ne manqua de retrouver l'objet magnétisé au milieu de ceux qui ne l'étaient pas. Si, étant éveillé, le hasard l'amenait à toucher un objet que j'avais magnétisé en dehors de sa présence, le simple contact de cet objet le mettait instantanément dans l'état magnétique.

J'ai souvent répété cette expérienc, et l'épreuve a toujours réussi. Avant l'arrivée de mon sujet, je magnétisais un objet quelconque en vue sur la table ou sur la cheminée, une boîte d'allumettes par exemple ; chaque fois que par inadvertance le sujet venait à toucher l'objet magnétisé, il pivotait sur lui-même et tombait instantanément dans le sommeil magnétique, l'effet était foudroyant !

Dans l'état somnambulique, les sujets sensibles voient tous l'eau magnétisée *phosphorescente*. Un jour on avait placé une carafe d'eau magnétisée sur la table à côté d'une personne que j'avais l'habitude de mettre dans l'état magnétique. C'était une personne très influençable : le simple voisinage de cette carafe magnétisée suffit pour l'endormir, et lorsque je l'eus tirée de cet état, il fallut enlever la carafe de dessus la table pour qu'elle n'y retombât pas. Quelques jours avant, le simple contact d'un anneau d'or magnétisé, que j'avais passé au doigt de cette personne sans la prévenir de l'effet qui pouvait se produire, l'avait instantanément plongée dans le sommeil magnétique.

Ces effets inopinés, produits par un objet magnétisé sur des sujets non prévenus, donnent la preuve la plus palpable de l'action toute physique du magnétisme.

Eau magnétisée

216. — L'eau est de tous les corps inertes celui qui se magnétise le plus facilement et qui communique le mieux aussi l'énergie dont il est porteur.

L'eau, par elle-même, est déjà, avec l'air, la lumière, la chaleur, un des éléments primordiaux de notre vie planétaire; en la magnétisant, on augmente considérablement encore l'énergie de ses propriétés vitales. De l'avis de tous ceux qui se sont occupés de magnétisme au point de vue curatif, l'eau magnétisée joue un très grand rôle dans la médecine magnétique; de toutes les magnétisations intermédiaires, c'est celle qui produit les effets les plus surprenants et les plus utiles à la santé.

Parmi les accessoires des traitements magnétiques, je regarde l'eau magnétisée comme un des plus précieux; je l'ai très souvent employée et avec le plus grand avantage (Dr ROULLIER, 1817).

L'eau magnétisée est un des agents les plus puissants et les plus salutaires que l'on puisse employer; je l'ai vue produire des effets si merveilleux que je craignais de me faire illusion, et je n'ai pu y croire qu'après des milliers d'expériences. Les magnétiseurs ne font pas assez usage de l'eau magnétisée; ils s'épargneraient à eux beaucoup de fatigues, ils dispenseraient leurs malades de plusieurs remèdes et ils accéléreraient la guérison s'ils accordaient à ce moyen toute la valeur qu'il mérite (DELEUZE).

217. — L'eau magnétisée doit être employée comme accessoire dans tout traitement pour seconder l'action magnétique directe. On l'ordonne comme boisson aux repas ou entre les repas ; on l'emploie aussi en bains et en lotions.

218. — On magnétise l'eau de la façon suivante en raison des récipients qui la contiennent

Pour magnétiser un verre d'eau, prendre le verre de la main gauche et faire de la main droite des impositions et des passes sur la surface du liquide et le long des parois du verre.

Pour magnétiser une carafe ou une bouteille d'eau, la placer débouchée, dans la main gauche et faire de la main droite des impositions et des passes sur l'entrée du vase et le long de ses parois ; si le récipient est trop grand pour qu'on puisse le prendre entre les mains, on le pose devant soi sur une table, on l'enveloppe du mieux possible avec les doigts ouverts, puis on fait ensuite des impositions et des passes avec les deux mains sur l'entrée du récipient et le long de ses parois.

Pour magnétiser un bain, on traine la main ouverte dans l'eau d'un bout à l'autre de la baignoire, on l'y tient plongée pendant quelques minutes ; puis on étend les mains en dehors de l'eau vers chaque extrémité de la baignoire et on les ramène au centre en faisant des passes successives très lentes sur la surface de l'eau.

On proportionne le temps de la magnétisation au volume de l'eau et à la grandeur du récipient. Il faut de deux à cinq minutes pour magnétiser un verre ou une carafe, et environ dix minutes pour magnétiser un bain.

219. — Les effets produits par l'eau magnétisée sont multiples, ils sont même parfois absolument opposés; alternativement tonique ou laxative, l'eau magnétisée ferme ou ouvre les voies d'élimination selon les besoins de l'organisme, toute magnétisation directe ou indirecte ayant pour but final l'équilibre des courants et par suite celui des fonctions.

L'effet sera *tonique* quand il y aura excès dans les fonctions d'élimination; il sera *laxatif* quand les fonctions de condensation seront exagérées.

L'eau magnétisée a le précieux avantage de supprimer toute espèce de purgations et d'agir naturellement dans les constipations les plus opiniâtres. Prise d'une façon régulière à jeun et aux repas pendant plusieurs semaines de suite, l'eau magnétisée finit presque toujours par rétablir l'équilibre des fonctions et par triompher de l'inertie intestinale la plus rebelle.

J'ai par ce moyen rétabli le cours normal des selles chez des personnes impotentes qui gardaient le lit depuis plusieurs années et ne pouvaient obtenir de garde-robes qu'à force de purgations et de lavements.

Quelquefois les effets purgatifs de l'eau magnétisée sont foudroyants.

Dans le traitement d'un rhumatisme articulaire aigu, non seulement les boissons magnétisées firent cesser un état de constipation opiniâtre, mais elles provoquèrent *trente et une selles* abondantes et infectes en moins de cinq jours. Loin d'affaiblir la malade, ces selles critiques apportèrent une telle amélioration dans son état qu'elle put se lever, quoiqu'elle n'eût pris aucune nourriture depuis dix jours qu'elle gardait le lit.

Dans le traitement d'une tumeur de l'oreille, compliquée d'une hémiplégie de la face, l'eau magnétisée produisit, dans l'espace de dix-huit jours, de *trois à huit* selles par jour : ces selles liquides ne fatiguèrent nullement le malade et le délivrèrent définitivement de l'écoulement purulent de l'oreille, première cause de l'hémiplégie, qui disparut à son tour cinq mois après.

J'ai vu plusieurs malades, dont la santé avait été complètement ruinée par des diathèses graves, refaire leur tempérament par une suite d'émissions alvines abondantes et critiques qui dégageaient l'organisme de tous ses éléments morbides ; l'un d'eux, grâce à l'usage de l'eau magnétisée eut, pendant trois ans, de trois à cinq selles par vingt-quatre heures.

Si l'eau magnétisée, prise à l'intérieur, favorise les digestions et les sécrétions, empêche le retour des accès dans le fièvres intermittentes et peut reconstituer l'organisme de fond en comble comme le meilleur des fortifiants, son emploi externe en lotions et compresses n'en a pas moins des effets souverains, pour les plaies, les dartres, les brûlures, les érysipèles et dans les maladies des yeux.

Verre magnétisé

220. — Après l'eau, c'est le verre qui se magnétise le mieux et peut le mieux remplir le rôle d'intermédiaire entre le magnétiseur et le malade.

Les sujets magnétiques ont pour le verre ou une grande appétence ou une répulsion marquée. En général, cependant, ils le recherchent avec autant d'empressement que la main du magnétiseur et justifient cet aphorisme du docteur d'Eslon : une bouteille placée sur l'épigastre fait le même effet que la main du magnétisant (APHOR. 24)

221. — Le verre paraît posséder des propriétés toutes spéciales de condensation, et de .tous les corps inertes c'est celui qui agit magnétiquement sur l'organisme avec le plus d'intensité.

Quand on veut concentrer les courants et agir avec plus d'activité sur un organe affecté, on magnétise des cloches, des plaques ou des bocaux de verre pour couvrir la partie malade.

Dans les maladies des yeux on magnétise les verres des unettes ou binocles.

Un grand nombre de magnétiseurs, parmi lesquels M. de Puységur, docteur Roulliez, Aubin Gauthier, ont préconisé l'emploi de médaillons de verre, qu'ils magnétisaient et faisaient porter suspendus à un ruban au cou des malades. L'application de ces plaques de verre sur l'estomac et sur le cœur était pour eux d'un grand secours afin de calmer les douleurs, les palpitations et défaire les obstructions. Ils avaient remarqué que le verre magnétisé s'attache à la peau tandis que le verre non magnétisé n'y adhère pas.

222. — On magnétise une plaque ou un disque de verre en soufflant dessus à chaud et en faisant des passes à sa surface ; on y fait aussi des impositions en entourant le disque avec les cinq doigts d'une main et en posant dessus les cinq doigts de l'autre main, réunis en pointe ou en faisceau.

On magnétise un bocal ou tout autre corps creux en y introduisant une main ouverte, de manière à le soutenir sur le bout des cinq doigts, et de l'autre main on magnétise par des passes.

On magnétise des lunettes en posant le pouce sur les verres et en l'y laissant appuyé quelques instants; on fait ensuite des passes le long des branches, du centre vers chaque extrémité.

Aliments, métaux, objets divers magnétisés

223. — Tout objet quelconque peut être magnétisé et peut emmagasiner les effluves magnétiques afin de servir d'intermédiaire pour les magnétisations indirectes ; on emploie ainsi étoffes, aliments, métaux, etc.

224. — On magnétise un mouchoir, un morceau de flanelle, une pièce de ouate, en soufflant dessus à chaud et en tenant l'étoffe dépliée dans la main gauche pendant qu'avec la main droite on fait des passes ou qu'on présente les doigts en pointe.

225. — Quand chez les malades se manifestent des répugnances pour certains mets ou certaines boissons qui pourraient leur être utiles, ou que l'estomac est paresseux et digère mal, on magnétise tous les aliments afin d'en faciliter l'ingestion et la digestion.

Pour magnétiser les aliments solides, on présente les cinq doigts réunis en pointe à quelques centimètres au-dessus du vase qui les contient et on termine l'opération par quelques passes.

226. — Quant aux objets métalliques, quoique bons

condensateurs, ils ne peuvent être d'un usage courant comme l'eau, le verre et les étoffes, parce que, possédant des propriétés spéciales, ils influencent par eux-mêmes très diversement l'organisme en raison des idiosyncrasies et des tempéraments.

Le contact du fer est généralement insupportable à tous les sujets magnétiques ; ce contact les inquiète, les irrite et les brûle.

L'or, qui par lui-même possède une vertu si calmante, dissipe les douleurs locales et résout les contractions, il devient pour certains sujets un excitant qui provoque des contractures et des spasmes.

Le son

227. — Toute émission de son favorise l'action magnétique, à la condition que les sons soient harmoniques et ne viennent pas surprendre le sujet par un bruit discordant ou un choc.

Le vent, le bruit des feuilles, le murmure d'un ruisseau la chute d'une cascade ou d'un jet d'eau ajoutent à l'action magnétique et portent au sommeil somnambulique si le malade y est prédisposé (MESMER, Aph. 104).

228. — La musique, et surtout la musique douce et suave, a une influence considérable sur les nerfs, elle amène souvent des crises utiles et produit l'extase ; sa puissance expansive peut, en certain cas, aider à dénouer favorablement les états critiques les plus graves.

J'ai souvent constaté l'heureuse influence de la musique et surtout du chant dans les crises produites par les traitements

magnétiques. J'ai eu notamment une jeune malade fort intéressante, Mlle Louise C., atteinte d'atrophie musculaire progressive, chez laquelle le traitement déterminait des crises
violentes très fréquentes, que la musique seule parvenait à
maîtriser. Il suffisait qu'une jeune dame de ses amies, qui
assistait aux séances et qui avait un joli timbre de voix, se
mît à chanter doucement la charmante romance de *Paul et
Virginie*, « l'Oiseau s'envole », pour qu'immédiatement
toute exaltation tombât et que le calme se fît. Une profonde
détente avait lieu, des larmes inondaient le visage, et la
jeune malade, subitement calmée, suivait dans une sorte d'extase toutes les inflexions de la voix de son amie qui semblait
la maintenir sous un charme invincible.

229 — Tout bruit, tout son brusque et violent, tout ce
qui tend en un mot à surprendre le sujet est une cause
de trouble qui peut présenter un danger. Ces moyens,
en tout cas, n'ont rien de curatif et doivent être prudemment écartés d'un traitement ; les coups de *tamtam* qui
plongent brutalement les sujets magnétiques dans l'état
cataleptique n'ont jamais servi qu'à émerveiller les foules
par un effet théâtral préparé.

En général, les sujets magnétiques s'assimilent bien mieux
les sons harmoniques que les bruits ; la plupart d'entre eux
restent complètement étrangers aux bruits qui les entourent
et perçoivent les sons harmoniques les plus lointains. J'ai vu
des sujets n'être troublés en rien par le bruit des conversations, des allées et venues, des portes qui s'ouvrent et se
ferment, par les cris, les aboiements des chiens, et sortir tout
à coup de leur léthargie pour prêter l'oreille aux sons d'une
musique ou de chants qu'aucun des assistants ne percevait
tout d'abord à cause de leur éloignement.

230. — On peut tirer de très bons effets de la magnétisation acoustique dans un traitement particulier ; mais ce genre de magnétisation ne peut être employé dans un traitement en commun, parce que certains malades en éprouveraient un bien réel, tandis que d'autres en seraient profondément troublés.

Les instruments les plus favorables au développement de l'action magnétique sont, en dehors de la voix humaine, la flûte, la harpe et la cithare. Mesmer à ses séances, employait fréquemment ce dernier instrument.

Plusieurs magnétiseurs prétendent que les sons qui partent d'un instrument magnétisé font plus d'effet sur un malade que ceux d'un instrument qui ne l'est pas, mais je n'en ai jamais fait l'expérience.

CHAPITRE XVIII

De la sensibilité magnétique

Les effets magnétiques sont purement physiques. — Premiers symptômes :
degrés de sensibilité des malades. — Causes qui développent ou
amoindrissent cette sensibilité. — Effets produits sur les enfants, sur les
personnes anémiées ou débilitées, sur les gens d'une grande nervosité.
— Rapports d'analogie devant exister entre magnétiseur et magnétisé. —
Action magnétique générale ou particle. — Effets réactifs ressentis par l'o-
pérateur. — Étude des sensations manuelles qui servent de guide dans la
conduite d'un traitement. — Exagération de la théorie de l'*entrainement
des courants*. — Du magnétisme *mystique* et de ses inconvénients. —
Impressionnabilité de la femme, ses qualités et ses défauts au point de vue de
la pratique du magnétisme.

231. — La magnétisation produit des effets purement
physiques ; le malade dont on tient les mains dans la
position du *rapport par contact* (49) éprouve générale
ment les effets suivants : moiteur à la paume des mains,
titillations dans les doigts, fourmillements ; la sensation
remonte parfois dans les bras, aux épaules, jusqu'à la
tête, ou bien elle va frapper l'épigastre, alors il y a
rayonnement par tout le corps, et ce rayonnement détermine de légers frissons, des bâillements auxquels succède
l'engourdissement des membres et du cerveau. Chez les
uns le pouls se ralentit, le visage pâlit, les paupières bat-

tent et s'affaissent, les mâchoires et les membres se contractent, il y a sensation de froid ;chez les autres le pouls s'accélère, des bouffées de chaleur montent au visage qui s'empourpre, l'œil s'allume, il y a transpiration, accès de rires ou de pleurs.

Lorsque ces effets paraissent vouloir s'accentuer, on peut, si l'on tient à obtenir le sommeil magnétique, prolonger l'action qui les détermine ; mais, si l'on ne recherche pas le sommeil (ce qui doit être le cas le plus habituel, le sommeil n'étant pas indispensable au traitement), on se hâte de rompre le rapport en quittant les mains du sujet et l'on fait quelques passes à distance (100 à 104).

232. — Tous les sujets ne sont pas susceptibles de ressentir dans le même temps et au même degré les effets magnétiques: autant de nuances dans les sensations qu'il y a de différences entre les organismes ; non seulement la sensibilité varie selon les sujets, mais elle est plus ou moins développée chez la même personne en raison des dispositions du moment.

Il y a des malades sur lesquels on agit en deux ou trois minutes ; chez d'autres il faut plusieurs jours et chez quelques-uns plusieurs mois (KOREFF, DELEUZE).

Telle personne, insensible tant qu'elle se porte bien, éprouve des effets évidents en cas de maladie (*Aph.* 210, MESMER).

Telle autre, qui dans une maladie grave n'éprouvait aucun effet apparent, devient très sensible dans une indisposition légère (DELEUZE).

Il y a des malades chez lesquels les effets vont toujours en

augmentant ; d'autres qui ressentent dès le premier jour tout
ce qu'ils éprouveront dans le cours d'un long traitement ;
d'autres, enfin, qui, après avoir manifesté des symptômes
remarquables, cessent d'éprouver tout à coup la moindre
impression (MESMER, DELEUZE, AUBIN GAUTHIER).

233. — Il arrive fréquemment que le magnétisme rétablit l'harmonie des fonctions sans produire aucun des
symptômes dont nous venons de parler, c'est-à-dire : tendance à la transpiration, sensation de froid ou de chaud,
spasmes, mouvements musculaires, contractions, engourdissement, assoupissement, fourmillements, bâillements,
etc. ; et l'on ne s'aperçoit de l'effet produit que par l'a-
mélioration de la santé.

Le magnétisme ne se manifeste donc pas toujours par
des effets annonçant son action, et l'on aurait tort de se
décourager trop vite ou de déclarer que le magnétisme
est impuissant parce que au bout de huit ou quinze jours,
quelquefois deux mois et plus, il n'aurait produit aucun
effet apparent (DELEUZE, KOREFF, AUBIN GAUTHIER).

234. — Les personnes qui paraissent le plus promptement sensibles à l'action magnétique sont celles qui
mènent une vie simple et frugale, qui ne sont pas agitées
par les passions, qui n'ont pas abusé des narcotiques et
des minéraux et qui ne font pas un usage immodéré des
parfums de toilette. Les habitudes du grand monde, la vie
agitée de la politique et des affaires, les préoccupations
morales, l'abus des anesthésiques et des narcotiques, les
excès de table et des boissons alcoolisées ou fermentées
diminuent de plus en plus la réceptivité magnétique ;

aussi les gens de la campagne, qui vivent simplement au grand air, sans avoir habituellement recours aux excitations artificielles des plaisirs de la ville et de la thérapeutique moderne, ont-ils des chances de ressentir plus facilement et plus vite que les autres les effets de l'action magnétique, tandis que les alcolisés et les morphinomanes sont à peu près insensibles.

235. — Chez les enfants, où le mouvement naturel n'est point encore contrarié par les mauvaises habitudes d'une vie mal réglée, l'action magnétique est plus marquée, plus prompte et plus salutaire que chez les grandes personnes ; il en est de même chez les animaux. Les enfants et les animaux sont généralement très sensibles au magnétisme et l'on obtient sur eux des effets curatifs très rapides.

On m'amena un jour un enfant de trois ou quatre ans dont l'état maladif inquiétait beaucoup ses parents : c'était l'enfant du professeur de musique de mon fils. Il était pâle, triste, ne digérait plus rien depuis plusieurs jours, son regard était fixe et atone, et une grande rigidité de la colonne vertébrale lui donnait une contracture des reins, du cou et de la tête, qui l'empêchait de se tenir sur ses jambes et de faire un seul pas. Je pris l'enfant sur mes genoux, je lui fis des impositions et des passes, des insufflations chaudes sur le dos et sur la nuque et, en quelques minutes, un quart d'heure à peine, sous cette action vivifiante, l'enfant sembla renaître, ses yeux reprirent leur animation habituelle, ses muscles se détendirent, il tourna la tête, et lorsque je l'eus mis sur les pieds, il se mit à trotter dans la chambre pour aller prendre un bonbon qu'on lui tendait à distance. Ces quelques milnutes de magnétisation avaient suffi pour maîtriser un état maladif inquiétant qui durait depuis plusieurs jours et qui cessa comme par enchantement, car, dès le soir même, l'appétit, la gaieté et le fonctionnement régulier de l'organisme reprirent comme si l'enfant n'avait jamais été malade.

C'est là un exemple entre mille ; mais il n'est pas une maladie de l'enfance, fièvre, dévoiement, constipation, vomissement, convulsions, maladies éruptives, toux, coqueluche qui ne puisse être immédiatement enrayée par une ou deux magnétisations faites en temps opportun, avant que ces luttes ou ces déviations de croissance n'aient eu le temps de prendre une tournure sérieuse. J'ai ainsi combattu pied à pied tous les maux auxquels mon fils, comme tous les enfants, a dû payer son tribut, et j'ai ainsi évité toute complication en les arrêtant dans leur développement.

Deleuze, Aubin Gauthier, le docteur russe Brosse et le docteur bavarois Muck, citent un grand nombre de cas de ce genre, dont on trouve la relation dans les *Annales magnétiques* ; et plus récemment, dans une brochure qui fit beaucoup de bruit le docteur Liébeault, de Nancy, relate un grand nombre d'expériences faites par lui sur de jeunes enfants de moins de deux ans, expériences concluantes, qui non seulement donnent un exemple frappant de l'action purement physique du magnétisme et de sa grande efficacité dans les maladies de l'enfance, mais prouvent aussi la promptitude avec laquelle cette action s'exerce sur les jeunes enfants.

236 — C'est un préjugé de croire que les personnes malingres ou débilitées par les maladies chroniques sont plus sensibles que les autres ; ce ne sont pas généralement les sujets émaciés ou d'un tempérament nerveux qui donnent le plus vite des indices de sensibilité magnétique, mais ce sont plutôt les natures énergiques et vivacés qui répondent le mieux aux mouvements de réaction qu'on cherche à produire par la magnétisation.

Chez la plupart des sujets nerveux et dans les maladies qui affectent plus spécialement le système nerveux où la prostration et l'anémie alternent avec une grande surexcitabilité, le magnétisme agit le plus souvent sans produire d'effets apparents; et si parfois, à la longue, le magnétisme vient à triompher de ces troubles profonds de l'innervation, il arrive fréquemment qu'on obtient la production de phénomènes singuliers qui ne sont pas toujours suivis des résultats curatifs qu'on en attend. En somme, ce serait une erreur de croire que les maladies nerveuses tombent plus spécialement que toutes les autres maladies sous la compétence du magnétisme; l'idée fausse qu'on s'est faite et qu'on se fait encore du rôle physiologique du magnétisme et de ses effets curatifs contribue grandement à entretenir ce préjugé que l'observation et l'expérience auraient dû déraciner depuis longtemps.

237. — Une opinion a également cours, c'est que la sensibilité magnétique et consécutivement l'effet curatif dépendent surtout de certaines analogies de rapport entre le magnétiseur et son sujet; il est évident qu'il y a lieu de tenir compte des influences qui résultent des caractères, des tempéraments et des milieux : les climats, les saisons, le régime, les habitudes, l'idiosyncrasie ont des effets incontestables dans un traitement, et il est très admissible que certaines personnes soient plus aptes que d'autres à produire certains effets et à guérir certaines maladies. Il n'est pas douteux que les corps sont plus ou moins bons condensateurs des courants, et, par suite, plus ou moins radiants; que les échanges magnétiques entre les corps varient par conséquent à l'infini, mais c'est là une question de plus ou de moins à laquelle il ne faut pas trop s'arrêter. En principe, tous les malades sont sensibles à l'action magnétique; ils le sont plus ou moins vite, et lorsqu'on éprouve un échec, cela provient bien plutôt d'un défaut de persévérance dans le traitement ou de la gravité du désordre produit dans l'organisme par un mal trop ancien, que de toute autre cause.

238. — L'action magnétique peut être générale ou partielle. Elle enveloppe donc l'organisme tout entier, ou ne se porte que sur l'une de ses parties: tout en restant dans son état normal et jouissant pleinement de ses facultés physiques et intellectuelles, un malade peut voir tout à coup un de ses membres frappé de roideur musculaire, de paralysie ou d'insensibilité; il n'a plus aucune action sur ce membre, qui, enveloppé en quelque sorte par le courant magnétique, ne lui appartient plus tant qu'il n'est pas dégagé, et cette obligation de dégager le sujet ou le membre sur lequel l'action magnétique s'est portée est incontestablement une des meilleures preuves de l'effet purement physique de cette action (144, 145 et 148).

239. — L'action magnétique ne produit pas seulement des effets sensibles sur la personne magnétisée, l'opérateur lui-même éprouve de cette action des effets réactifs

très perceptibles. « Si la nature, dit M. de Bruno, a doué celui qui magnétise de quelque délicatesse dans la sensibilité de ses nerfs, il ressentira extérieurement une partie des mouvements irréguliers qui ont lieu dans la personne magnétisée. Ces sensations seront pour lui des indications sûres du travail que la nature, aidée de son action, opère dans le malade. »

Ce tact, qui permet de distinguer la marche des courants dans l'organisme en promenant simplement la main soit à la surface, soit à quelque distance d'un corps n'est pas donné à tout le monde ; chacun n'est pas invariablement doué de cette faculté, et ne la possède pas en permanence au même degré ; cette précieuse sensibilité se développe par l'exercice et l'attention et quand on magnétise on doit étudier avec soin toutes les sensations manuelles qu'on éprouve.

Parfois un souffle chaud se projette sur les mains du magnétiseur ; cette chaleur n'est pas toujours de même nature, elle a des nuances que l'habitude apprend à distinguer :

Si cette chaleur est *sèche* et *brûlante*, c'est le signe que chez le malade la circulation générale est entravée par une tension anormale des nerfs.

Si cette chaleur est *douce* et *humide*, c'est le signe que la circulation est libre et c'est l'annonce d'une détente prochaine amenant des évacuations.

Si, au lieu de chaleur, c'est du froid dans les mains que le magnétiseur éprouve, c'est un indice certain chez le sujet de l'atonie et de la paralysie des organes.

Des titillations et des formications dans les doigts dénoncent l'existence d'un excès de bile, d'un sang âcre et d'un état herpétique.

Il se produit parfois un engourdissement des mains et des douleurs crampoïdes dans les doigts qui se propagent dans les bras, c'est un indice de stagnations lymphatiques, d'obstructions dans les fonctions digestives et d'accumulations de glaires.

Le magnétiseur éprouve parfois des frémissements nerveux, des élancements, des secousses rapides et fugitives comme des chocs électriques, c'est le signe d'un état congestif du système neurique et de congestions fluidiques chez le sujet.

Il est inutile d'insister sur le parti qu'on peut tirer de cette précieuse faculté de perception qui permet de juger de l'état des organes et de la marche des courants. En étudiant avec attention les sensations qu'on fait éprouver à un malade et celles qu'on éprouve soi-même en le magnétisant, on acquiert bientôt la meilleure règle d'exploration qui puisse guider dans la conduite d'un traitement ; peu à peu ces perceptions intuitives, *en entraînant* la main de l'opérateur sur tel point du corps du malade plutôt que sur tel autre, déterminent le choix des procédés magnétiques les plus propres à combattre les altérations morbides dont on finit par mieux connaître l'étendue, le siège et la nature.

240. — Tout en appréciant à sa juste valeur le secours précieux que le tact magnétique peut apporter à l'opérateur au point de vue du diagnostic et de la conduite d'un traitement, il ne faut cependant pas tomber dans

l'exagération commise par certains praticiens, qui, adop-
tant comme base de leur thérapeutique la règle suivante
*« laisser aller la main dans la direction où le courant
l'entraîne »*, ont donné le pas à ce qu'ils appellent *« l'en-
traînement des courants »* et ont créé, au détriment
des procédés physiologiques, une sorte de magnétisme,
mystique où la sensibilité est tout. Ces sensitivistes prétendent percevoir les douleurs et les maux de ceux qu'ils
magnétisent ; quand ils se mettent en rapport avec un
malade, ils ferment les yeux, se recueillent, et concentrant leur attention, palpent successivement toutes les
parties de son corps ; ils trouvent ainsi les régions af-
fectées, éprouvent à l'avance d'une façon très douloureuse les crises que le malade doit éprouver, et empor-
tent en le quittant une sensation assez persistante de son
mal, dont ils ont souvent beaucoup de peine à se dégager.

Je ne nie pas l'existence de cette sensitivité spéciale,
je la trouve seulement plus nuisible qu'utile, car, malgré toute la puissance de projection qu'elles peuvent posséder, ces natures extrasensibles sont forcément trop su-
jettes aux influences externes pour exercer dans sa plénitude leur action rayonnante sur les malades.

Certains magnétiseurs d'une notoriété incontestable, le
baron Du Potet entre autres, partant d'idées préconçues, ont
formulé cette opinion qu'en magnétisant on remue les principes morbides de l'organisme comme on troublerait la vase
d'un marécage empoisonné, et qu'ainsi, placé dans un cercle
d'émanations malsaines, tout magnétiseur court le risque de
prendre en tout ou partie le mal de son malade. A l'appui de
ses dires, Du Potet prétend qu'il boitait après avoir traité

un épanchement coxo-fémoral ; qu'il devenait dur d'oreille
après avoir soigné les sourds ; il toussait avec les phtisiques,
ressentait les douleurs arthritiques des goutteux ; et les cho-
lériques convulsaient ses intestins.

Ces impressions, heureusement, n'étaient que très fugitives,
car le maître convient de lui-même que dans sa longue carrière magnétique il n'a jamais réellement pris aucune maladie de ses malades, et qu'il a constamment possédé une
puissance vitale exubérante. Cet aveu nous prouve qu'il y
avait beaucoup d'imagination dans son fait. Il est bon de
protester contre des affirmations qui tendent à laisser croire
qu'on peut gagner du mal en magnétisant, cette croyance
étant de nature à éloigner de la pratique du magnétisme certains esprits timorés et craintifs. Une observation
attentive et l'étude de la marche des courants ne laissent
aucun doute à cet égard et démontrent que la transmission
des maladies par la magnétisation ne peut être qu'un mythe.

241. — La véritable puissance curative, résidant dans
l'égalité et dans la continuité de la tension nerveuse, les
meilleurs magnétiseurs sont ceux qui possède cette faculté rayonnante équilibrée au suprême degré. Les personnes impressionnables et très sensibles sont donc
moins douées à ce point de vue que les personnes calmes
et justement pondérées : c'est ainsi que la femme, malgré son caractère de douceur, de bonté, de modération,
malgré son profond dévouement à tout ce qui souffre,
est, grâce à sa grande sensibilité, généralement moins
apte à magnétiser que l'homme. Plus influencé par les
impressions nerveuses, plus esclave de l'imagination et
des sentiments, le tempérament irrégulier et quelque
peu fantasque de la femme se prête moins que celui de

l'homme aux qualités de stabilité et d'égalité d'humeur indispensables au magnétiseur.

Malgré cela cependant, il ne faut pas rejeter l'action de la femme, car la mère, à bon droit, peut et doit être considérée comme le magnétiseur-né de ses enfants ; par ses tendres attouchements journaliers, elle entretient doucement l'harmonie de leur santé et exerce sur eux son influence salutaire, laissant place, en temps voulu, à l'intervention du père pour parer aux cas urgents où l'état de l'enfant tourne aux crises ; car, dans ces circonstances graves, la complexion délicate des femmes, leur tendresse facile à s'alarmer leur ôtent une partie de leurs moyens, et appellent le concours du père à la fois plus fort et plus endurci.

Masseuses, sages-femmes, gardes-malades, sœurs des hôpitaux, devraient toutes avoir des notions sur l'art de magnétiser, car, dans leur situation, elles peuvent rendre de grands services par les soins magnétiques aux femmes en couches, aux nouveau-nés, et à tous les infortunés malades qui se mettent entre leurs mains.

242. — La femme, par la délicatesse de tact qu'elle possède au suprême degré, est souvent supérieure à l'homme dans certains traitements spéciaux jusqu'au moment où il faut arriver à un surcroît de communication pour obtenir une crise finale ; là, malgré son habitude et sa connaissance des procédés magnétiques, ses forces peuvent lui faire défaut ; elle peut manquer du calme et du sang-froid nécessaires pour conduire ou dominer une évolution critique ; malgré cet inconvénient

qui, ne peut jamais présenter un réel danger pour le malade, les services journaliers qu'une femme saine et pondérée peut rendre comme magnétiseuse compensent largement cette insuffisance exceptionnelle.

Toutes les fois que j'ai eu l'occasion de me rencontre avec des gardes-malades, j'en ai profité pour leur montrer tous les avantages du magnétisme dans la pratique de leur métier et pour les engager à tirer profit de mes leçons et de mon exemple.

L'une d'elle, Mlle S... sut si bien profiter de ces leçons, qu'appelée pour quelques jours dans une localité du département de Maine-et-Loire pour soigner un malade, elle fit tant de bien dans la famille où elle était et chez les voisins, qu'elle acquit une véritable réputation à la ronde et resta plus d'une année dans ce pays sans pouvoir rentrer à Paris.

Parmi les clientes qui eurent recours à ses soins, une jeune fille, atteinte très profondément depuis de longues années du principe tuberculeux, présenta des symptômes critiques tellement inattendus que l'expérience de la magnétiseuse en fût un peu effarouchée. Mlle S..., alarmée de l'état léthargique qu'elle avait inconsciemment fait naître chez son sujet au cours du traitement, m'écrivit aussitôt pour avoir recours à mes lumières. Je me hâtai de l'encourager, en lui indiquant la marche à suivre, et grâce à mes instructions elle put conduire à bonne fin ce traitement, qui, après avoir présenté les phénomènes les plus extraordinaires, aboutit heureusement à une cure complète qui émerveilla tous ceux qui en furent les témoins. C'est là, ce me semble, un bon exemple à citer pour montrer combien grande est l'efficacité du magnétisme, même lorsqu'il est exercé par des mains inhabiles et inexpérimentées.

243. — En somme les magnétiseurs facilement accessibles aux effets reflexes magnétiques et qui sont d'une
nature impressionnable sont plutôt des *sensitifs* que des
guérisseurs ; ils subissent l'action des courants au lieu
de l'imposer.

TABLE DES MATIÈRES

La vie est le résultat du conflit de deux forces opposées : Force *centrifuge* et force *centripète* (Dispersion et condensation, élimination et résorption) — Le
système nerveux, régulateur physiologique de l'organisme par sa tension normale, entretient ce double
mouvement de la vie. — L'action magnétique, par
son influence directe sur le système nerveux, agit
dans le sens du fonctionnement vital, et, maintenant *l'équilibre* fonctionnel, rétablit et conserve
la santé.

CHAPITRE I

PRINCIPES FONDAMENTAUX

Unité de plan de la nature : une seule *force*, une seule
vie, une seule *santé*, une seule *maladie*, un seul remède. — La *force-principe* engendre des courants.
— Leur marche et leur action — Faculté *radiante*

CHAPITRE V

DES IMPOSITIONS

CHAPITRE VI

DES PASSES

CHAPITRE VII

DES ACTIONS A DISTANCE

CHAPITRE VIII

Du Massage magnétique

CHAPITRE IX

Des Insufflations

CHAPITRE X

DES DÉGAGEMENTS

CHAPITRE XI

DES TRAITEMENTS

CHAPITRE XII.

Des Procédés

CHAPITRE XIII

Des Séances et du Choix des Procédés

FIN

MAGNÉTISME CURATIF

PAR A. BUÉ

Cet ouvrage, véritable encyclopédie du magnétisme appliqué à la guérison des malades, comprend trois parties; ces trois parties indépendantes l'une de l'autre, forment un tout très complet, avec portraits et figures dans le texte, indispensable à tous ceux qui veulent faire une étude sérieuse du Magnétisme:

PREMIÈRE PARTIE. — **Manuel Technique,** guide succinct et pratique, basé sur les méthodes anciennes et modernes, indiquant sous la forme la plus simple les principes et les meilleurs procédés d'application; *vade-mecum* de l'étudiant magnétiseur. (1 vol. in-18 prix **2 fr.**) *4° édition*.

DEUXIÈME PARTIE. — **Psycho-Physiologie,** comprenant Hypnotisme, somnambulisme, sommeil provoqué, catalepsie, léthargie, suggestion mentale, clairvoyance, loi phénoménale de la vie; établissant les différences qui existent entre le *magnétisme* et *l'hypnotisme,* la valeur respective de ces procédés et les ressources curatives qu'on peut en tirer; très nombreux exemples de cures remarquables obtenues par le magnétisme; exposé et discussion de l'idée sur laquelle repose la doctrine mesmérienne: « *Il n'y a qu'une vie, qu'une santé, qu'une maladie, qu'un remède!* » en accord avec l'unité de plan de la nature (1 vol. in-18 prix 3fr.)

Troisième partie. — **Pathologie-Thérapeutique,** *Essai de Synthèse dynamique,* contenant, par lettres alphabétiques, la nomenclature des maladies avec aperçus tout nouveaux sur leur étiologie, leur pathogénie, leur symptomatologie et leur traitement.

L'auteur, en expliquant les liens de rapport qui existent entre les organismes vivants et les lois du dynamisme universel, s'attache à démontrer que la maladie loin d'avoir le caractère de matérialité morbifique qu'on lui prête et de dériver de l'organe ou d'un principe extérieur à l'organisme, résulte d'un « *désaccord dynamique* » entre la tension interne et la tension antagoniste des forces cosmiques ambiantes.

Sous l'impulsion de ce « *désaccord dynamique* » les fonctions se détraquent, les éléments vitaux se pervertissent, les tissus se désagrègent, et ils ne font retour ensuite à leur état normal que lorsque « *l'équilibre tonal* » est rétabli.

Dans ces conditions le procédé le plus simple, le plus sûr, le plus exempt de danger et en même temps, le plus d'accord avec la « *loi naturelle d'équilibre* » qui préside virtuellement au fonctionnement organique, est le *Magnétisme,* dont l'action sur le système nerveux favorise si merveilleusement le mouvement de régression indispensable au retour de « *l'équilibre tonal* ».

Chaque maladie, présentée d'abord au point de vue de l'école officielle est ensuite discutée, d'après les principes de la nouvelle méthode, et les procédés magnétiques les mieux appropriés à chacune d'elles sont indiqués avec de nombreux exemples à l'appui. (2 vol. in-18. de 350 à 400 pages, prix du vol. 3 fr. 50)

Petite Imprimerie Vendéenne. La Roche-sur-Yon.

CHAMUEL, Éditeur, 5, rue de Savoie, Paris

A. Bué. — MAGNÉTISME CURATIF.
    I. *Manuel Technique* . . . . 2 »
    II. *Psycho physiologique* . . . . 3 »
    III. *Thérapeutique*. . . . . sous presse.

S. de Guaïta. — LE SERPENT DE LA GENÈSE.
    I. — *Au seuil du Mystère*, vol. in-8, avec planches. 6 »
    II. — *Le Temple de Satan*,   —   ... épuisé.
    III. — *La clef de la Magie noire*, —   — 16 »

Papus. — *Traité élémentaire de Science occulte*, 5ᵉ édition, vol. in-18 jésus de 456 pages avec dessins. . . . . . 5 »
    — *Traité élémentaire de Magie pratique*, beau vol. in-8 raisin de 560 pages, avec 158 figures, planches et tableaux. 12 »
    — *La Magie et l'Hypnose*, vol. in-8 carré, avec planches. 10 »
    — *Martines de Pasqually*, sa vie, ses pratiques magiques, son œuvre, ses disciples, vol. in-18 jésus. . . . 4 »
    — *La Science des Mages et ses applications théoriques et pratiques*, brochure in-18 de 72 pages. 0 50
    — *Peut-on envoûter*, broch. in-18 avec gravures. . . 1 »

Eliphas Lévi. — *Le grand Arcane ou l'Occultisme dévoilé*, vol. in-8 carré de 420 pages. . . . . 12 »
    — *Le Livre des Splendeurs*, beau vol. in-8 carré. . . . 7 »

F. Ch. Barlet. — *Essai sur l'Évolution de l'Idée*, vol. in-18 jésus avec figures. 3 50
    — *L'Instruction intégrale*, programme raisonné d'instruction à tous les degrés, vol. in-18 jésus de 350 pages. . 4 »

P. Sédir. — *Les Tempéraments et la culture psychique*, broch. in-18 jésus. . . . . 1 »
    — *Les Miroirs magiques*, Divination, clairvoyance, évocations, consécrations, vol. in-18 jésus. . . . . . . 1 »
    — *Les Incantations*, le verbe divin, le verbe humain, les sons et la lumière astrale, comment on devient enchanteur, vol. in-18 jésus avec dessins 3 50

A. de Rochas. — *L'Extériorisation de la Sensibilité*, beau vol. in-8 carré avec gravures sur bois dans le texte et 4 planches en couleurs. . . . . 7 »
    — *L'Extériorisation de la Motricité*, vol. in-8 carré . . 8 »

Decrespe. — *On peut envoûter*, broch. in-18 jésus. . . . 0 50
    — *La Matière des Œuvres magiques*, broch. in-18 jésus. 1 »
    — *Les Microbes de l'Astral*, broch. in-18 jésus. . . 1 50
    — *Les États superficiels de l'hypnose*, vol. in-8 carré, avec gravures 2 50
    — *Les États profonds de l'hypnose*, vol. in-8 carré . . 2 50

Petite Imprimerie Vendéenne. — La Roche-sur-Yon. — 179

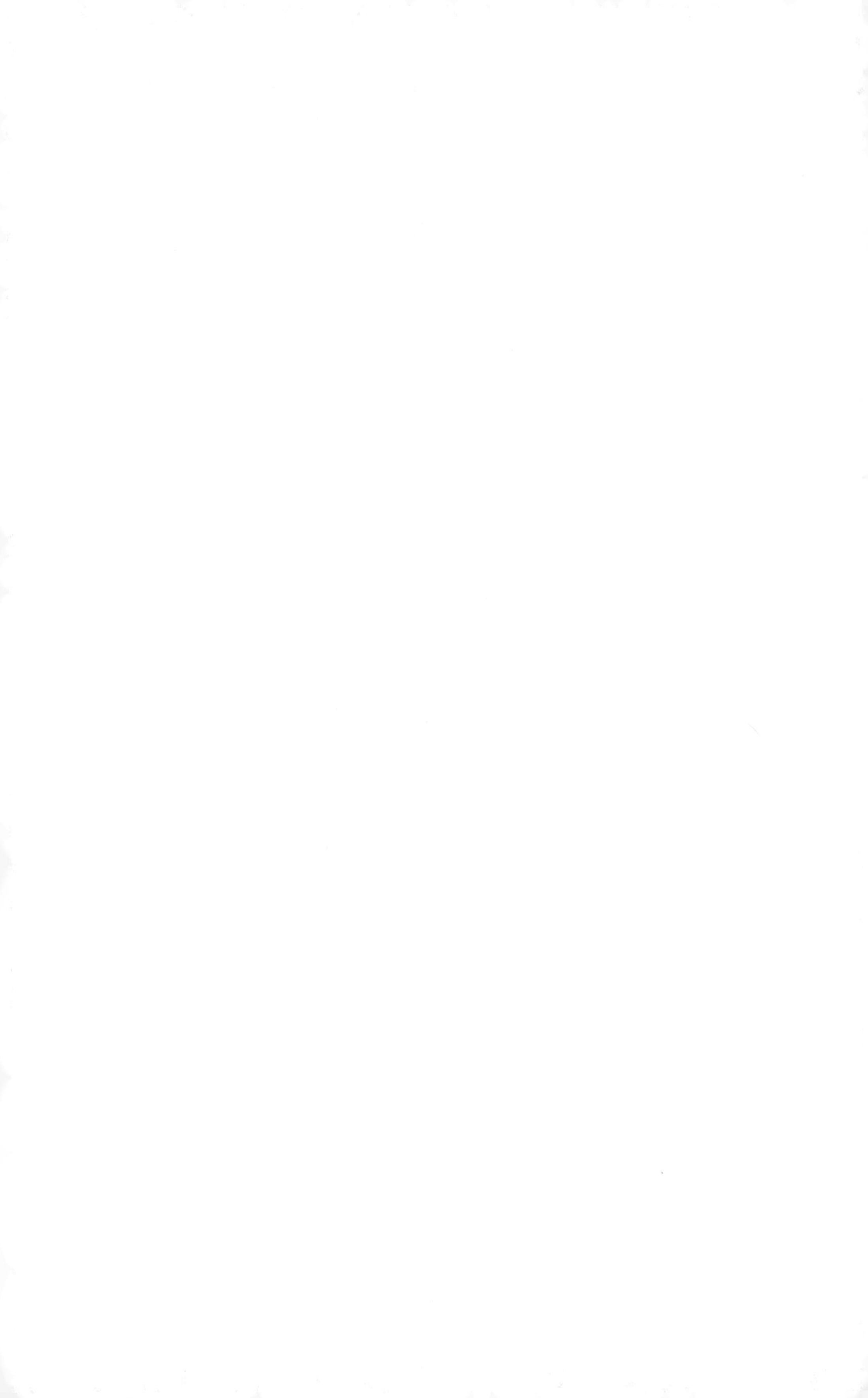